岐黄针疗法

主　编	陈振虎
主　审	许能贵
副主编	张　昆　　杨　娟　　贺　君　　刘秀峰
编　委	刘秀峰　　许铠瀚　　孙士玉　　杨　娟
	吴　融　　张　昆　　张瑞琳　　陈伟焘
	陈雨婷　　陈振虎　　孟婷婷　　赵瑞斌
	胡　婷　　钟默默　　贺　君　　唐纯志
	偶鹰飞　　章　闻　　傅诗韵　　廖穆熙
	薛　琪　　ViVian　　Michael Berger
审　校	张　昆　　杨　娟　　章　闻

人民卫生出版社

图书在版编目（CIP）数据

岐黄针疗法 / 陈振虎主编. —北京：人民卫生出
版社，2020
ISBN 978-7-117-29584-0

Ⅰ.①岐… Ⅱ.①陈… Ⅲ.①针刺疗法 Ⅳ.
①R245.3

中国版本图书馆CIP数据核字（2020）第019488号

人卫智网	www.ipmph.com	医学教育、学术、考试、健康，
		购书智慧智能综合服务平台
人卫官网	www.pmph.com	人卫官方资讯发布平台

岐黄针疗法

主　　编：陈振虎
出版发行：人民卫生出版社（中继线 010-59780011）
地　　址：北京市朝阳区潘家园南里 19 号
邮　　编：100021
E - mail：pmph @ pmph.com
购书热线：010-59787592　010-59787584　010-65264830
印　　刷：北京盛通印刷股份有限公司
经　　销：新华书店
开　　本：889×1194　1/32　印张：7　插页：2
字　　数：123 千字
版　　次：2020 年 3 月第 1 版　2023 年 12 月第 1 版第 5 次印刷
标准书号：ISBN 978-7-117-29584-0
定　　价：45.00 元
打击盗版举报电话：010-59787491　E-mail：WQ @ pmph.com
质量问题联系电话：010-59787234　E-mail：zhiliang @ pmph.com

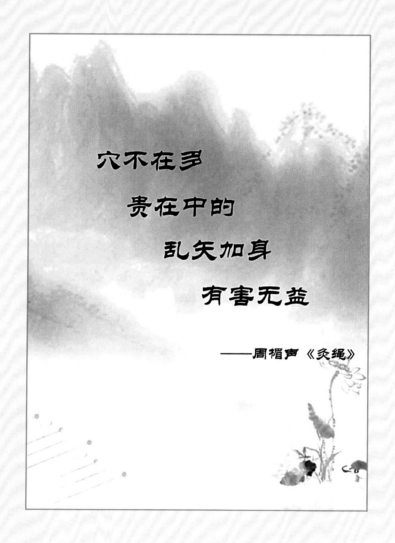

穴不在多

　贵在中的

　　乱矢加身

　　　有害无益

——周楣声《灸绳》

主编简介

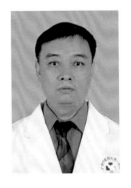

　　陈振虎,男,针灸学博士,广州中医药大学第一附属医院康复中心主任,主任中医师,硕士研究生导师,从事针灸临床工作20多年。主要研究方向为帕金森病、痴呆和痛症。申请中医针灸相关国家专利7项,其中实用新型6项、发明专利1项,目前有2项已在临床推广使用。发表论文20余篇,主持参与国家级及省部级课题多项。为岐黄针发明人,擅长利用岐黄针疗法治疗颈肩、腰腿痛等多种痛症,近3年完成临床相关病例上万例,显效率在80%以上。

序

我第一次与陈振虎医师相遇的时候，他那令人叹为观止的岐黄针疗法在广州中医药大学第一附属医院的诊室之外，还鲜为人知。从我们认识的第一天起，陈医师的性格就是那样谦逊、沉静，仅用手上的一根针，不足五分钟，就能屡屡带来超出预期的临床疗效，令人惊叹。我亲眼见证了各种各样的病症经岐黄针治疗后的神奇疗效，其中有髋痛、背痛、颈痛、肘痛和腕痛，甚至是严重的踝关节扭伤，还有很多经其他治疗均无效果的病症。有些患者的腰痛已有多年，当他们离开诊室的时候，眼中闪着激动的泪光，因为折磨他们多年的腰痛竟然通过岐黄针的治疗立即缓解了。随即，我留在广州跟着陈医师继续学习，其间了解了岐黄针发明的奥秘以及它源于《灵枢》的特殊针刺手法。这段历程既神奇，又震撼心灵。

自从回到美国，我开始在我的诊所使用岐黄针治疗一些患者，同样取得了神奇的疗效。他们对这样好的效果感到难以置信，以至于强烈要求用岐黄针治疗。很快,我的岐黄针就供不应求,我甚至打算再次飞回广州,就是为了从陈医师那里拿来更多的岐黄针。

可以这么说,岐黄针是我见到的现代针灸实践中,最具革命性的发明之一。它的起源、历史,以及操作——主要是输刺和合谷刺,都可谓是《灵枢》中的瑰宝。我在非常短的时间内,就运用岐黄针疗法取得了上百例疗效显著的案例。这本书的出版势必会成为现代针灸技术革新的福音,而陈医师开创性地向世界介绍岐黄针这一举动,值得赞誉。

犹他州针灸及东方医学协会主席
执业针灸师(美国国家针灸及东方医学认证)
世界中医药学会联合会委员
迈克尔·博格
2019 年 10 月

Preface

When I first met Dr. Zhenhu Chen in Guangzhou some time ago, his miraculous QH Needle was unknown outside of his own clinic in the 1st Affiliated Hospital of Guangzhou University of Traditional Chinese Medicine. From the first day, Dr. Chen humbly and quietly achieved amazing and truly unprecedented results with just one needle in less than five minutes time. I saw all kinds of remarkable outcomes, including hip and back pain, neck pain, frozen shoulder, elbow and wrist pain, and even severe ankle sprains and many other conditions that had not responded to any other innervations. Some patients had chronic pain for years, and left the clinic with tears of joy after having had their pain relieved almost instantly. It was so amazing and heart touching that I stayed in Guangzhou to learn more from Dr. Chen about the secrets of his innovative needle and the special manipulations that were rooted in the *Ling Shu*.

Upon my return to the USA and armed with

the QH Needles, I began treating many patients in my own clinic with the same amazing results. I had many patients in disbelief at the results, so much so that they would call and request the QH Needle. After a short time, I started running low on the needles, and had to get more... I even contemplated flying back to Guangzhou just to get some QH Needles from Dr. Chen.

In short, the QH Needle is one of the most revolutionary innovations in modern acupuncture practice that I have ever seen. The roots and history of the needle and its manipulations, primary *Shu-Ci* and Hegu-*Ci*, are clearly defined in the treasures of the *Ling Shu*. I have had hundreds of remarkable clinical results in a short period of time. The publishing of this book promises to be a great boon to the modern revolution of acupuncture, and Dr. Chen deserves great credit for his genius introduction of the QH Needle to the world.

L. Ac. (NCCAOM), A. P. , M. S.
President, Utah Association of Acupuncture and
Oriental Medicine
Delegate World Federation of Chinese Medicine
Societies
Michael Berger
October 2019

许序

当振虎教授把他的手稿交给我时，正值中共中央总书记、国家主席、中央军委主席习近平对中医药工作作出重要指示，全国中医药大会在北京召开之际，中医药界倍感振奋！

我迫不及待地翻阅这些文字，同样为针灸行业有陈振虎教授这样的学者感到振奋！我们曾经同在广州中医药大学第一附属医院针灸科共事。他为人谦逊甚至有点腼腆，深得患者和同事的信任。近年来，我屡屡听闻同事和学生说起陈振虎教授和他的岐黄针，如今先睹为快，甚为欣慰。

这是一本非常契合临床的书。全书系统介绍了岐黄针疗法的特色、常用腧穴、操作技巧、注意事项以及常见病的治疗。看完全书可知，无论针具针法，皆源于《黄帝内经》，曰岐黄针，实乃名正言顺。针具源于"九针"，借助现代材料和工艺，兼具硬度和韧度，针对痛症疗效更佳。针法出于"五刺"，强调"轻"和"快"。轻者，刺激量小，取穴精妙；快者，进出快，起效快。鉴于此，我送陈振虎教授和他的岐黄针疗法十二字:"妙悟岐黄,轻取疾病,快意人生!"

习近平同志指出,中医药学包含着中华民族几千年的健康养生理念及其实践经验,是中华文明的一个瑰宝,凝聚着中国人民和中华民族的博大智慧。要遵循中医药发展规律,传承精华,守正创新,推动中医药走向世界。

陈振虎教授的岐黄针疗法就是中医药"守正创新"的典范。目前,该针法已在海内外扎根、开花、结果,一些国际友人,甚至不远万里专程来到广州找他治疗,然后满意而归。希望全国中医药大会召开之后,中医药行业能够涌现出更多创新的成果,从而推动行业快速向前发展。

当前,中医药发展已经上升为国家战略,迎来了前所未有的机遇期。然而,正如陈振虎教授在书中反复强调的"术法无定数,临证需精研",中医药事业发展仍然任重道远。我们要牢记"遵循中医药发展规律,传承精华,守正创新"的指示,凝心聚力,团结奋进,为建设健康中国、实现中华民族伟大复兴的中国梦贡献力量。

与大家共勉。是为序。

中国针灸学会副会长
广州中医药大学副校长

2019 年 10 月

前言

随着社会发展和疾病谱的变化,常规的毫针治疗已经不能充分满足针灸临床需求。近年来,不断出现新的针灸治疗理念和针具,其中的岐黄针正是在对毫针局限性及不断临床实践的思考中逐步成熟发展的。

应用岐黄针治疗疾病时,特点是:①取穴少,每次治疗仅取 2~3 个穴;②不留针,得气即止,单个穴位的操作时间 10 余秒;③高效,可以基本达到针去痛减或痛消,且在对上万多例的痛症患者观察中可以发现,其显效率可以达到 80% 以上;④临床上适应证广泛,从目前的临床病例分布来看,除了痛症外,这种方法对于很多内、外、妇科疾病,如帕金森病、中风、排尿功能障碍、末梢神经病变、手术后瘢痕效应等,也有着非常好的疗效。

目前,国内外有众多针灸医师在临床操作中广泛使用岐黄针疗法,并取得了卓越的临床效果,希望岐黄针能造福更多的医患,创造更好的社会效益。

本书适用于中医针灸相关专业的学生、

医师,也适用于骨科、疼痛科、康复科及其他相关专业医务人员。

　　由于篇幅有限,本书不能反映岐黄针疗法的全貌,同时,限于我们的水平,缺憾和不足之处在所难免,希望相关专家和读者提出宝贵意见,以备进一步修订。

陈振虎

2019 年 8 月于广州

目录

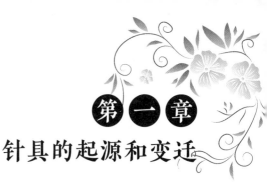

第一章
针具的起源和变迁

针灸疗法是我国古代人民在长期的医疗实践中逐渐积累、慢慢形成的,包括针刺和艾灸两大类,在人类的健康领域方面起到了非常重要的作用。

通常认为,砭石是最早的针具,产生于距今约1万年前至4 000年前的新石器时代。这时生产力显著进步,人们开始使用磨制的石器作为生产工具和治疗疾病的辅助器具。

《说文解字》记载:"砭,以石刺病也。"唐代著名医家王冰曰:"古者以砭石为针,故不举九针,但言砭石尔。"远古的祖先们将石器加工磨制成造型多样的砭石针具,如尖状、圆形或椭圆形等,当身体有病痛时,多以砭石来缓解病痛,或针刺,或按摩,或排脓放血等。《素问·异法方宜论》所说"故东方之域……其病皆为痈疡,其治宜砭石。故砭石者,亦从东方来",表明早期人们就使用砭石来切开痈肿疮疡以排脓放血。同时帛书《脉法》中还将"脓深砭浅""脓浅砭深""砭小脓大"和"脓小砭大"4种情况称为"四害",认为砭石的大小和形态应与治疗的痈肿病灶大小深浅相适应,否则就会带来损害。

古人以砭与针连称，称"箴砭"或"砭箴"，"箴"通"针"，表明二者是密切相关的。南朝著名医家全元起说："砭石者是古人外治之法，有三名。一针石，二砭石，三镵石，其实一也。古来未能铸铁，古用石为针，故名之针石。"古代"砭""针""箴"三字通用，这些都是砭石作为最早针刺治疗工具的证据。

《战国策·秦策》记载了一段扁鹊行医的过程："医扁鹊见秦武王，武王示之病，扁鹊请除。左右曰：'君之病，在耳之前，目下之，除之未必已也，将使耳不聪，目不明。'君以告扁鹊，扁鹊怒而投其石：'君与知之者谋之，而与不知者败之，使此知秦国之政也，则君一举而亡国矣！'"这段话的意思是说，名医扁鹊去见秦武王，武王让扁鹊看自己的病，扁鹊请求允许帮武王治病。但是秦武王的大臣却说："您的病在耳朵的前面，眼睛的下面，要医治它必不能断根，将会让耳朵听不见，眼睛看不见。"武王把大臣的话告诉了扁鹊。扁鹊听了，十分愤怒，把他的砭石针扔掉，说："您与懂医道的人商量好了的事，却又给不懂医道的人破坏了，假使这样掌管秦国政治的话，那么您的一个举动就会使秦国灭亡了！"可见扁鹊时代砭石是一种非常重要的治病工具。

1973年，湖南长沙马王堆汉墓出土帛书《五十二病方》《脉法》中均有用砭石治疗疾病的记载。《新唐书·后妃上》云："帝（唐高宗）头眩不能视，侍医张文仲、秦鸣鹤曰：'风上逆，砭头血可愈。'"此外，公元前 6 世纪至公元 1 世纪的古书,如《左传》《山海经》《管子》《战国策》《韩非子》《素问》《灵枢》《史记》《汉书》《淮南子》《说苑》《韩诗外传》《盐铁论》等,也都有关于古代用石器治疗疾病的记载。这些都说明当时砭石针具在医师治疗疾病的过程中,已经使用得相当广泛。

　　1963 年,在内蒙古多伦多旗头道洼新石器时代遗址,出土了 1 根磨制的砭石针,长 4.5cm,一端扁平有半圆形刃可以用来切开痈肿,另一端呈尖锥状,可作针刺之用,中间的手持处则为四棱形,可能是为了更方便握持的缘故。这是目前发现的最早的砭石文物,说明自新石器时代中晚期,砭石就已经成为一种治病工具。此外,1973 年河南新郑县故韩城遗址也曾出土 1 枚砭石(图 1-1),据考证可能是战国时期所制成。该砭石针具一端呈卵圆形,可以用于按摩,

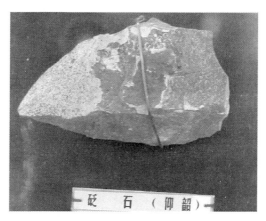

图 1-1　战国时期砭石

另一端呈三棱锥形,可以用于放血排脓,很像《灵枢》中所记载的员针和锋针。

1974年,在云南古大理国的一个宝塔塔基中发现了1枚磨制精细的砭石,细密光洁,长4.7cm,宽3cm,下端有刃,两侧有明显用手握持的痕迹,显然是用于切割治疗的。1965年,在湖南华容县长岗庙新石器时代遗址中,发现3件磨制精细的石器,都是单面斜刃刀,刃口锐利,可以用来切割皮肉。1955年,郑州商代遗址中出土1件玉质剑状砭石,与古代"九针"中的"铍针"外形极为相似。1964年,在湖南益阳县鹿角山新石器时代遗址出土了5件石镞,与李时珍《本草纲目》中记载的"石砮"相似,可以治痈肿疮毒,很像后世"九针"中的"锋针",即三棱针的前身。此外,还有多种形态的砭石实物被陆续发现,有锛、刀、剑、针等多种形状,据考证年代多在新石器时代到春秋战国时代。这些砭石针具,虽然形状不尽相同,但都是用于切割痈肿、刺泻瘀血的,其中有锋的砭石为针石,有刃的砭石为镵石,均为后世针具的前身。

新石器时代之后,金属工具出现之前,古人还曾用兽骨质、陶质、竹木质的针具来进行临床治疗操作。因这类材质可以磨制成比砭石针具更加锋利、光滑、细微的针具。《山海经》载:"高氏之山,有石如玉,可以为箴""高氏之山,其上多玉,其下多箴石"。"针"字的古代写法为"箴",表明其材质与竹有关。

但到目前为止,出土的文物中并未发现木制或竹制的针具实物,学者认为这与竹质或木质的针具难以久藏、易腐烂损坏有关。虽无实物证明,但就"箴"字的文字结构可以看出针具曾与竹质材料有密切的关系。

与竹木针不同,已出土文物中骨针屡见不鲜。如山东平阴县朱家桥商周遗址出土的骨针,长6cm,一端呈尖锥状,另一端圆滑无孔,考古学者认为这种构造有别于缝制用针,很可能也是一种医疗工具。城子崖龙山文化遗址出土的两种形状的灰黑色陶针,其一长5.5cm,两端皆圆锥状,形如橄榄;其二长8.8cm,一端为圆锥状,另一端为卵圆形。这些一端有尖锥状,而另一端无孔的骨针、陶针,在当时很可能就是用作针刺治病的工具,也是后世针具的前身。

大约在公元前21—前8世纪的夏、商、周时代,冶金术的出现标志着历史进入了青铜器时代,也给针具的制造和改进创造了新的条件。青铜是红铜与锡、铅等的合金,熔点在700~900℃,比红铜的熔点低,硬度却为红铜的4.7倍。相比石质针具,青铜针更为锋利、耐用,并可以铸造成各种形状,应用也更为广泛。1978年,在内蒙古达拉特旗树林召公社出土的文物中就曾发现1枚青铜砭针,形状很像内蒙古多伦多旗头道注新石器时代遗址的砭石。据考证,此针为战国至西汉时期的器物,长4.6cm,一端有锋、呈四棱形,另一端扁平有弧刃,可以用来切割脓肿,也可以用来进行放血治疗。这是国内首次发现的青铜针具实物。

1985年,在广西武鸣县马头乡发掘的一处西周时期的古墓群中,出土了2枚精致的青铜针,出土时针体的表面仍有光泽感,其中1枚出土时已残断,该针形态像柚子树上的刺,可能是古人模仿天然植物刺铸造而成的。该针全长2.7cm,分针柄、针身两部分。针柄呈长方形,扁而薄,长2.2cm,宽0.6cm,厚0.1cm;针身呈圆锥状,长约0.5cm,其根部直径仅0.1cm,针尖极其锐利。该青铜针铜质好,硬度高,表面光滑,边缘整齐,制作精细。其方形的针柄,适合施术者稳持针具,针身短小锐利,既可以浅刺皮肤,又不重伤肌肉,因此该针应是作为浅刺针具使用的。青铜针的出现标志着金属针具时代的开始,同时也是促进针灸学术发展的重要因素之一。

尽管如此,战国以前使用青铜针并不普遍,因此出土针具仍以砭石针为主,而青铜针数量相对较少。马王堆帛书、《左传》《论语》涉及针刺疗法时多是指砭石,究其原因可能与当时对针刺治病认识不全面,以及制铜技术难以生产出针身较细、针尖锋利的针具有关。但这一时期的著作中已然认识到深刺疗法,而不再单纯是砭石时期的浅刺疗法。

从晚周到春秋末年,冶铁技术渐趋普及,我国历史进入铁器时代,铁器便逐渐取代了青铜器占主导地位,成为继制陶和炼铜术后又一划时代意义的成就。先秦时期冶炼出的主要是生铁,到秦汉时期,冶铁的成型技术由铸向锻转变,西汉时期冶炼出了炒钢,东汉发明了百炼钢和灌钢,西晋时期冶炼出现了坩埚铁,到了南北朝时期,锻化处理技术发展更为成熟,铁针应运而生。

铁针的出现,对人类文明及医学的发展产生了巨大的影响,但铁针的缺点在于易生锈,因此在使用时也受到了限制。如"铁针……柔铁即熟铁,有毒,故用马衔则无毒"。

此外,这一时期还出现了金针、银针等针具,其在性能上要优于青铜针与铁针。"金针者,贵之也。又金为总名,铜铁金银之属皆是也。若用金针更佳。"1968 年,在河北满城西汉中山靖王刘胜的墓葬中就曾出土了 4 枚金针和 5 枚银针(图 1-2)。这些针具的长度在 6.5~6.9cm,针体上端有方柱形的柄,比针身略粗,柄上有一小孔。据专家研究,这批金、

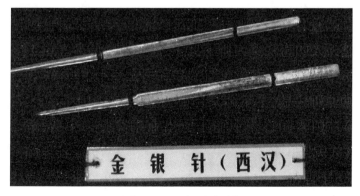

图 1-2　西汉金银针

银针与《灵枢·九针十二原》所述"九针"形状相似，可以确认为早期的针灸用针。但因其材质价格昂贵、不耐高温、强度不够等，未能普及使用。

"九针"是镵针、员针、锃针、锋针、铍针、员利针、毫针、长针、大针9种针具的总称（图1-3）。"九针"一说出自《黄帝内经》，按其《素问》篇所言，"九针"是南方人民的创造："南方者……其民嗜酸而食胕，故其民皆致理而赤色（皮肤致密而带赤色），其病挛痹，其治宜微针，故九针者，亦从南方来。"根据《灵枢》的记载，"九针"的形状、长短不一，对应的病证也有所不同。如镵针，"长一寸六分，主热在头身也"；再如大针，"取法于锋针，其锋微圆，长四寸，主取大气不出关节者也"。《灵枢·官针》说："九针之宜，各有所为；长短大小，各有所施也，不得其用，病

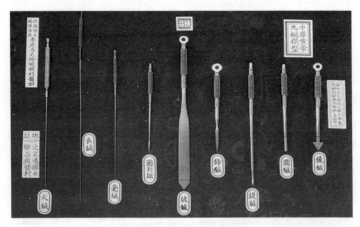

图1-3　现代九针模型

弗能移。疾浅针深,内伤良肉,皮肤为痈;病深针浅,病气不泻,支为大脓。"

在后世的针灸实践中,应用最广的是"九针"之一的毫针。毫针之名,"取法于毫毛,长一寸六分,主寒热痛痹在络者也"。毫针的结构可分为 5 个部分——针尖、针身、针根、针柄和针尾。针的前端锋锐部分称针尖,又称"针芒";针尖与针柄之间的部分称"针身";针体与针柄连接的部分称"针根";用铜丝或铝丝缠绕呈螺旋状的一端称"针柄";针柄末端也用铜丝或铝丝缠绕,呈圆筒状,是温针放置艾绒的地方,称"针尾"。根据针尾与针柄形状的不同,毫针又可分为环柄针(圈柄针)、花柄针(盘龙针)、平柄针(平头针)、管柄针 4 种。

那么,能否用毫针来代替古代的 9 种针具,以治疗各种不同种类的疾病呢?这显然是不可行的。因此,针具的形状可能与疗效有着密切的关系。

明清时期,金属冶炼技术达到了中国古代的高峰,人们继承和总结了前人的优秀技术经验,并进行不断改进和创新。这一时期生产的针具,针尖锋利、针身细长、表面光滑,更重要的是针具兼备了一定的硬度和柔韧性,为毫针针刺手法的提高奠定了基础。

明清时期有大量针灸著作问世,这与针灸理论发展、造纸术等科学技术的发展密不可分。如在明人杨继洲《针灸大成》中就记载了一些针具加工制作技术,并且认为这些技术与针具的优劣有着直接的关系。"先将铁丝于火中红,次截之,或二寸,或三寸,或五寸,长短不拘。次以蟾酥(即蟾蜍表皮腺体的分泌物,呈白色乳状液体,有毒,可入药)涂针上,仍入火中微煅,不可令红,取起,照前涂酥煅三次,至第三次,乘热插入腊肉皮之里、肉之外,将后药先以水三碗煎沸,次入针肉在内,煮至水干,倾于水中,待冷,将针取出。于黄土中插百余下,色明方佳,以去火毒,次以铜丝缠上,其针尖要磨圆,不可用尖刃。"并附煮针方剂:麝香五分,胆矾、石斛各一钱,穿山甲、当归尾、朱砂、没药、郁金、川芎、细辛各三钱,甘草、沉香各五钱,磁石一两。经过这样的处理,不仅可以使针身表面更加光滑,而且对针具进行了简单有效的消毒和灭菌,使之更适用于医疗。

　　结合毫针的性能,要求在治疗操作过程中针柄能进行左右摆动,同时能承受快速提插和捻转,并且不能折断,可见当时毫针的柔韧性和硬度结合得相当完美。值得一提的是,相对于明代,清代针灸手法创新相对较少,可能与清王朝轻视针灸有关,尤其到了道光皇帝时期,竟然以"针刺火灸,究非奉君之所宜"为理由下令太医院废除针灸治疗。

　　新中国成立后,党和国家制定了发展中医的政策,使中医针灸事业出现了前所未有的繁荣景象。随着这个阶段国家新材料的使用及工艺水平的提高,特别是不锈钢的广泛应用,针具变得越来越细。与古代毫针相比较,不论材质还是形质,都有着明显的差异。材质上,现代毫针一般采用不锈钢制成,其硬度强、弹性好,不易变形,也更为锋利,因此广泛应用于针灸实践。除此以外,也有金银及合金制成的毫针。毫针的规格主要以针身的长短和粗细来划分,针身短的 15mm,长的 125mm;直径粗的如 26 号针,为 0.45mm,细的如 35 号针,为 0.22mm。

　　"工欲善其事,必先利其器。"针具的发明改进对针灸学科的发展具有重大意义。在毫针萌芽时期的新石器时代和夏、商、周时代,原始材质针和青铜针工艺粗糙,针尖相对迟钝,针身较粗,难以刺入人体较深的肌肉部位,所以主要用于浅表放血、排脓、按摩等。到了春秋至南北朝时期,冶铁技术使毫针有所改进,但其韧性和硬度搭配较差,针尖锋利度和针身光滑度不够,致使当时毫针针刺较浅,手法操作以垂直层面上的缓慢提插为主,平面上以缓慢半捻转为主。进入隋唐五代至宋金元时期,灌钢技术逐渐成熟,大大提高了毫针的韧性,且毫针的针尖更加锋利,使毫针具备了一定的"刚柔相济"性能,针身可以更细,捻转手法可以顺利完成,同时在提插方面也得到改善,二者还可以在一定程度上结合操作。明清以来,冶炼技术达到了中国古代的高峰,毫针手法无论在种类上还是复杂程度和难度上都达到了巅峰,除了提插、捻转相互较好地结合使用外,还出现了烧山火、透天凉、飞经走气等复式手法,操作上可以实现水平、垂直到螺旋等多维运动,且时至今日明代的毫针手法仍然难以超越。因此,从历史纵向看,毫针手法的发展与冶炼技术密切相关,从一定程度上可以说,古代金属冶炼和加工技术的进步促进了毫针手法理论体系的完善,同时也折射出针灸针具的改进对针灸理论和临床应用具有的重要意义。

参 考 文 献

1. 何罡,马铁明.针灸针材质的演变[J].辽宁中医药大学学报,2010,12(12):173-174.

2. 刘炜宏,郝洋.针灸治疗技术的起源、发展现状及展望[J].中医杂志,2014,55(2):91-94.

3. 欧阳八四,高洁.针灸溯源——腧穴的起源与发展[J].针灸临床杂志,1999,15(7):1-4.

4. 欧阳八四.针灸溯源——九针的起源、运用与发展[J].针灸临床杂志,2005,21(7):47-48.

5. 任应秋.针灸的起源和发展及其治疗原理的认识[J].福建中医药,1957,2(6):17-20.

6. 吴绍德.针灸的起源与发展[J].上海中医药杂志,1986(1):7-9.

7. 陈道谨.试述针灸的起源[J].南京中医学院学报,1984(2):50-52.

8. 伍秋鹏.清代及近现代传世针灸针具实物举例[J].中医药文化,2015(3):35-38.

9. 周一谋. 略论针灸的起源[J]. 针灸临床杂志,2001,17 (1):1-3.

10. 赵建永. 跨文化对话视野下汤用彤对医学哲学史的开掘——以从佛道比较研究看针灸起源为例[J]. 中国哲学史,2014(1):121-124.

11. 钟以林,班秀文,黄瑾明. 九针从南方来的实物例证——广西武鸣出土青铜针灸针初探[J]. 广西中医药, 1987,10(3):33-36.

12. 王佩,王少荣. 关于针灸起源文献简辑[J]. 北京针灸骨伤学院学报,1994(1):45-49.

13. 郭太品,任玉兰,刘沂濒,等. 古代冶炼工艺技术与毫针的形质及手法演变[J]. 中医杂志,2014,55(19):1626-1629.

14. 程洁,曹炀,夏有兵. 从手工作坊到国际标准制订者——澄江针灸学派对针灸针制作标准的探索[J]. 中国针灸,2015,35(2):189-193.

（陈振虎）

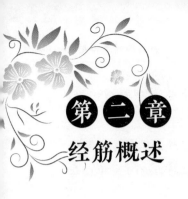

第二章
经筋概述

一、经筋理论的起源与发展

（一）经筋理论概述

经筋理论是研究经筋的分布及其相关疾病的病因、病机、诊断、防治及康复的理论,是中医经络学说的重要组成部分。"筋与脉并为系",经筋系统是十二经脉之气结聚于筋肉关节的外在连属体系,以经络命名共 12 条,主要循行于人体四肢和体表,也称为"十二经筋"。十二经筋具有联缀四肢关节、约束骨骼、维络周身、主司运动的功能,是古人在整体观念指导下对人体运动系统结构和功能的综合与概括。

（二）经筋理论的形成与完善

"经筋"一词最早见于《黄帝内经》。《灵枢·经筋》详细描述了经筋的循行路径及其病理表现。《灵枢·经别》及《素问·皮部论》中亦有关于经筋结构的阐述。《黄帝内经》的成书,标志着经筋理论的基本形成。其后,隋代巢元方所著的《诸病源候论》中有"伤绝经筋,荣卫不得循行"的记载。唐、宋、金、元近千年的中医发展历程中，几乎未见到有关经筋的较新记载，直至明代的张景岳在《类经》中指出经筋与十二经脉不同，提出"十二经筋痹刺"，进一步发展了经筋理论。清代胡廷光在《伤科汇纂》中有"经筋之病，寒则反折筋急，热则筋弛纵不收"的记载，吴谦在《医宗金鉴》中将手法实际使用到经筋病上。自《灵枢·经筋》篇后几千年中医史中，只有寥寥几本经筋学著作，这说明了古代中医学者对经筋学的研究和应用均不够深入广泛，重"经脉"而略"经筋"。

（三）现代医学对经筋理论的继承与发展

现代关于十二经筋的研究，主要从经筋的实质以及临床运用方面着手。关于经筋实质，目前尚未能达成共识，一种倾向是把经筋与单一的组织进行联系，认为经筋实质是神经组织；另一种倾向是把经筋与多种组织进行联系，认为经筋是肌肉（主要是肌腱和韧带）以及周围神经。薛立功则倾向于从运动力学角度阐释十二经筋是身体的 12 条力线及其相关结构。《中医筋伤学》教材中认为"筋"相当于解剖学中四肢与躯干部位的软组织，主要指肌腱、筋膜、关节囊、韧带、腱鞘、滑液囊、椎间盘等软组织。原林等则结合其对人体筋膜的解剖学研究，提出遍布全身的结缔组织筋膜支架以干细胞为核心，在神经系统和免疫系统的参与下构成一个新的独立功能系统——筋膜系统，从功能系统角度重新审视人体结缔组织形态与功能,并开展了筋膜系统与中医经络间对应关系的研究。吴金鹏等则在对经筋与膜原文献研究的基础上,认为中医的"筋"与"膜"共同构成了全身的筋膜支架,"经筋""膜原"与全身筋膜支架在结构上存在共性,经筋固有的联络骨骼、协调运动、固护体表、抵御外邪、维络器官等功能也都能从筋膜得到支持。尽管各家提法不同,但可以肯定的是,经筋的涉及范围极为广泛,在部位上遍及全身,在组织类型上,主要与筋膜等软组织及其内含的复合结构相关。

二、经筋理论的临床应用

(一)"以痛为输"的取穴原则

"以痛为输"即以疼痛部位或压痛处为腧穴,不必拘于经穴所限。后世医家在此基础上,通过长期的临床实践,摸索出针刺病变部位痛点左右或上下的相对应点以治疗筋痹的方法,常常针入而痛除。《灵枢·经筋》在论述经筋病治疗时,多次提到"以痛为输",开后世"阿是穴"应用之先河,至今仍是治疗各种经筋病行之有效的方法。

(二)燔针劫刺的针刺方法

《灵枢·经筋》指出经筋为病"治在燔针劫刺",此法主要针对寒性筋病而言;若"热则筋纵不收,无用燔针"。燔针亦名"火针",即用烧红的针直接刺入经筋,以驱散寒邪,温经止痛。在此基础上发展起来的温针灸法,在临床上的应用更为普遍,具有热力深透而不伤皮肤的优点,治疗各种寒性筋病效佳。例如临床上常见的肩周炎,治疗时可在肩部压痛点及肩髃、肩髎等穴处施温针灸法,常可取得满意的疗效。临床上用火针治疗颈淋巴结核、膝踝关节的滑囊炎和痤疮等疗效显著。

(三)经筋所至,主治所及

十二经筋的循行分布虽然与十二经脉基本一致,但也有循行至经脉未及之处者,因而弥补了经脉在体表循行之不足,扩大了经穴的主治范围,即经筋循行所至处,经穴主治所能及。如足太阳膀胱经不循胸胁,但其经穴"至阴"能治胸痛,这是由于足太阳之筋"入腋下,上出缺盆";又如手少阳三焦经并不循咽喉,但其经穴"中渚"能治咽肿,"阳池"能治喉痹,"支沟"能治咽肿、颈肿,这是手少阳之筋"走颈,合手太阳,其支者,当曲颊,入系舌本"之故。

三、经筋理论与经筋疗法作用机制的研究

目前,在基础研究方面,国内相继开展了针刺镇痛的细胞外信号转导机制研究,中医经络与筋膜解剖学相关性研究,中医经筋、膜原与筋膜相关文献学研究,名老专家经筋疗法学术经验传承研究,壮医经筋疗法规范化研究等,并先后发表了一系列相关研究成果。但总体而言,目前针对经筋理论和经筋疗法的作用机制研究还相对不足。

名老专家经筋疗法学术经验传承研究对黄敬伟名老专家学术渊源、临床经验、特色技术进行了较为全面的整理和继承,其总结出的"查灶""消灶"法所指之经筋病灶"筋结点"与解剖学上筋膜炎症好发部位以及西医学中"扳机点"存在很大关联性。

在经络与筋膜解剖学相关性的研究中,王春雷、王军等相继开展了一系列筋膜的解剖学(数字解剖、应用解剖)、影像学(B 超、CT、MRI)和组织学(细胞增殖、细胞因子)研究,进行了针刺对局部筋膜组织解剖学形态、筋膜内细胞增殖影响的观察,发现临床常用腧穴(包括筋结点)与筋膜分布存在密切的关联,针刺腧穴可使浅筋膜组织发生一系列形态学和细胞学变化,并提出筋膜可能作为被长期忽视的潜在的功能系统,发挥着与中医经络部分相似的功能。

在针刺镇痛的细胞外信号转导机制研究中,王春雷、龚伟等首次观察了针刺对经筋痹痛大鼠模型细胞外信号调节激酶(ERK)和 p38 丝裂原活化蛋白激酶(MAPK)信号转导通路的影响,从信号转导角度探讨经筋病针刺镇痛的可能机制,提出背根神经节(DRG)内磷酸化 p38MAPK 与脊髓背角内磷酸化 ERK 可能是针刺镇痛过程中的重要信号转导分子,针刺可能通过调节 p38MAPK 与 ERK 磷酸化水平从而达到镇痛效果。

四、经筋理论在岐黄针中的应用

（一）十二经筋体表循行及现代认识

十二经筋是十二经脉之气输布于筋肉骨节的体系，是附属于十二经脉的筋肉系统。十二经筋的分布与十二经脉的体表通路基本一致，均起始于四肢末端，结聚于关节骨骼部，走向躯干头面部。十二经筋行于体表，不入内脏。足三阳经筋起于足趾，循股外上行结于面；足三阴经筋起于足趾，循股内上行结于阴器（腹）；手三阳经筋起于手指，循胸外上行结于角（头）；手三阴经筋起于手指，循胸内上行结于贲（胸）。

在经筋理论的基础上，现代研究者将十二经筋发展为循行的肌筋膜链。以足太阳之筋为例（图2-1）：起于足小趾，上结于踝，斜上结于膝（指腓骨长短肌、第三腓骨肌，到腓骨头）；其下循足外踝，结于踵（指小趾展肌，止在足跟）；上循跟，结于腘（指腓肠肌）；其别者，结于踹外，上腘中内廉（指比目鱼肌，止在胫骨腓骨上部到腘窝内侧）……其直者，结于枕骨，上头下颜，结于鼻（指头夹肌、头半棘肌，枕后肌群，帽状腱膜、额肌）；其支者，为目上网，下结于頄（指眼轮匝肌）；其支者，从腋后外廉，结于肩髃（指背阔肌）；其支者，入腋下（指大圆肌）……其支者，出缺盆，斜上出于頄（指颈阔肌、咬肌）。由此可见，足太阳经筋是从下向上的一条肌筋膜链，也包括一些斜上走行的肌肉，部分前方的肌肉。

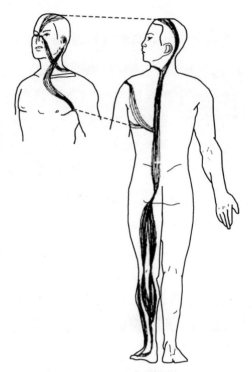

图 2-1 足太阳经筋

（二）指导岐黄针的临床选穴

《素问·痿论》所载"宗筋主束骨而利机关也"，说明经筋的主要功能是约束骨骼、利于关节的屈伸活动，维持人体的正常运动功能。临床常见的肢体疼痛，关节屈伸不能、活动受限等疾病，如颈肩腰腿部的疾患，与经筋有着非常密切的关系。根据经筋理论指导岐黄针临床选穴的原则包括：

1. **先辨筋** 根据病痛出现的症状部位，先辨筋，明确属阴属阳，位于何经筋的循行线路上。

2. 再选穴　根据腧穴主治作用的共同点——近治作用,选择病痛局部经筋结聚点附近的穴位进行针刺。

3. 刺法的选择　要参照所选穴位与疾病的性质和属性来确定何种刺法作为主体。如筋痹应以关刺法为主,骨痹应以输刺法为主。

例如针对大腿部的疼痛,先要了解患者疼痛部位在前、后、内、外侧的不同,以确定该症状归属的经筋。如患者表现为大腿前部疼痛,根据经筋的循行路线,归属于足阳明经筋,再根据足阳明经筋在大腿部关节和骨骼部位结聚点附近的腧穴来进行选穴,如髋部疼痛,可选择髀关穴;如大腿外侧的疼痛,属于足少阳经筋,可根据疼痛的部位在足少阳经筋取位于髋部或膝部的经筋结聚点附近的穴位,如居髎穴、膝阳关穴;如疼痛部位位于大腿后侧,则归属于足太阳经筋,可取足太阳经筋在大腿部的结聚点附近的穴位,如承扶穴、殷门穴;如果疼痛部位位于大腿内侧,则归属于三阴经的经筋,可选三阴经筋在大腿内侧结聚点附近的腧穴,如箕门、足五里、曲泉等穴。

穴位选择好后,再根据疾病的性质和属性来确定使用何种刺法。如属于关节退行性改变的,可使用输刺法。《灵枢·官针》云:"输刺者,直入直出,深内之至骨,以取骨痹,此肾之应也。"输刺是直刺、深刺至骨的刺法,适用于肾与骨骼疾病、深部疾病。由于肾主骨,所以针深至骨的刺法可以与肾气相应以治骨痹,能使肾气得旺、肾精得长,临床对于治疗关节或骨骼的一些退行性病变效果非常好,如骨质增生引起的颈椎病、腰椎病或骨质疏松等等的退行性病变。

如果是肌肉或软组织损伤引起的疼痛,可使用合谷刺法。《灵枢·官针》云:"合谷刺者,左右鸡足,针于分肉之间,以取肌痹,此脾之应也。"这种刺法是在腰背或四肢部肌肉比较丰厚处进针,作用于分肉间,一针三穴,可以有效宣泄肌肉中的邪气;主要用于肌肉疼痛之肌痹证或一些慢性劳损所引起的肌肉酸痛等病证。

"工欲善其事,必先利其器。"根据经筋理论选穴后,加上好的工具——岐黄针,再结合医者扎实的中医理论和丰富的临床实践经验才能尽可能实现"一针中的",达到单穴治病的最高境界。

参 考 文 献

1. 秦玉革.《内经》经筋的实质是神经[J]. 中国针灸,2006,26(2):147-150.

2. 王雨. 十二经筋病候与针灸临床[J]. 中医杂志,1989,30(5):20-21.

3. 薛立功. 经筋理论的探讨与发挥[J]. 中国针灸,1997,17(11):698-699.

4. 孙树椿,孙之镐.中医筋伤学[M].北京:人民卫生出版社,2002.

5. 原林,姚大卫,唐雷,等.针灸经穴的数字解剖学研究[J].解剖学报,2004,35(4):337-343.

6. 吴金鹏.中医"经筋"及"膜原"实质的筋膜理论探讨[J].北京中医,2007,26(5):283-285.

7. 张军.十二经筋理论探讨[J].北京中医药大学学报,1997(1):22-23.

8. 杨世芳.《灵枢·经筋》浅论[J].天津中医学院学报,1990(4):12-14.

9. 黄敬伟.经筋疗法[M].北京:中国中医药出版社,1996.

10. 王春雷,卞静,原林,等.数字人体下肢筋膜重建经线与经络线形态学相似性的计算机化研究[J].解剖学报,2008,39(2):219-222.

11. 王春雷,原林,王军.人体筋膜重建经线与经典经线走行路线对比研究[J].解剖学杂志,2007,30(3):340-343.

12. 王春雷,吴金鹏,王军,等.筋膜学说解读中医经络实质及针灸作用机制[J].中国中医基础医学杂志,2008,14(4):312-314.

13. WANG Jun,DONG Wei-ren,WANG Chun-lei,et al. From meridians and acupoints to self-supervision and control system:a hypothesis of the 10th functional system based on anatomical studies of digitized virtual human[J]. Journal of Southern Medical University,2007,27(5):573-579.

14. 王军,王春雷,沈宝林,等.用筋膜学说解读经络实质和物质基础[J].中国针灸,2007,27(8):583-585.

15. 原林,王军,王春雷,等.人体内新的功能系统——支持储备及自体监控系统新学说[J].科技导报,2006,24(6):85-89.

16. 王春雷.筋膜汇集区经穴的CT影像学对照研究[C]//中国针灸学会经筋诊治专业委员会.中国针灸学会经筋诊治专业委员会2010年学术年会暨第二届中华经筋医学论坛论文集.北京:中国针灸学会,2010:153-156.

17. 王春雷,原林,王军,等.人体经络的计算机自动化识别研究[C]//世界针灸学会联合会.世界针灸学会联合会成立20周年暨世界针灸学术大会会议论文摘要汇编.北京:世界针灸学会联合会,2007:51.

18. 王春雷,王升旭,龚伟.佐剂关节炎大鼠脊髓背角内磷酸化ERK在电针华佗夹脊穴镇痛中的变化[J].上海针灸杂志,2005,24(12):33-35.

19. 龚伟,王升旭.电针夹脊穴在佐剂性关节炎大鼠镇痛过程中磷酸P38丝裂原活化蛋白激酶的变化及作用[J].中国临床康复,2004,8(8):1514-1515.

20. 王春雷,王升旭,许幸仪,等.电针夹脊穴对佐剂关节炎大鼠脊髓背角内磷酸化ERK/NK-1信号转导通路的影响[J].中医杂志,2006,47(5):348-351.

（贺君）

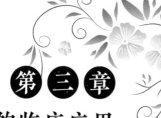

第三章
《黄帝内经》五刺法的临床应用与研究进展

一、五刺法

《灵枢·官针》曰:"凡刺有五,以应五脏。"五刺法(半刺、豹文刺、关刺、合谷刺、输刺)是按照五脏(肺、心、肝、脾、肾)合五体(皮、脉、筋、肉、骨)的关系分成5种刺法的总称,同时五刺法也是针灸局部取穴的总纲。其实,五刺法不仅仅局限于对五体的治疗,还可以延伸至治疗其他组织器官上。随着对五刺法的深入研究及广泛运用,众多学者在传统五刺法治疗五体疾病的基础上,扩展至内外妇儿各科疾病的治疗。笔者通过系统查阅文献,现将五刺法的临床运用及研究进展进行总结。

(一)半刺

《灵枢·官针》曰:"半刺者,浅内而疾发针,无针伤肉,如拔毛状,以取皮气,此肺之应也。"半刺和浅刺实有异曲同工之妙。在《灵枢·终始》中论及浅刺时提到"一方虚,浅刺之,以养其脉,疾按其痏,无使邪气得入",可见浅刺又有防病邪深入之意。隋唐杨上善在《黄帝内经太素》中所作注解"凡刺不减一分,今言半刺,当是半分",简要地指出了半刺的进针深度。明代张景岳在《类经》中说:"此即前章毛刺之义,浅入而疾发,故可取皮分以应肺。"清代张志聪的《黄帝内经灵枢集注》,论及毛刺,且所论甚好,如"邪闭于皮毛之间,浮浅取之。所谓刺毫毛无伤皮,刺皮无伤肉也"。现代针灸名家贺普仁在《国医大师贺普仁针灸心法丛书——针具针法》一书中指出:"半刺……这种刺法是浅入针而急速出针,仅刺皮毛而不伤肌肉,比浮刺要深些,虽属于浅刺法,但不像梅花针那样浅。"因此,结合《灵枢》经文及历代注解来看,半刺法是指浅刺快出、不伤肌肉的刺法。这种刺法是浅刺于皮肤,刺得浅、出针快,好像拔去毫毛一样,而肺为呼吸出入之门,主一身之表,六淫外邪犯人,不管从口鼻而入还是从皮毛而入,均先犯于肺,故对于外邪入侵所引起的肺系疾病可以半刺法的手法施针。随着历代医家的临床实践,现在半刺法不但在肺系疾病、皮肤病、小儿疾病方面应用广泛,甚至在妇科、神经内科等领域也有所使用。

岐黄针疗法在临床上多用于颈肩腰腿痛等骨科疾病,针刺手法以输刺、合谷刺、关刺为主,但是随着不断的理论探索及临床实践,发现岐黄针在面瘫、带状疱疹等偏向于浅表邪气致病的疾患也有不错的治疗作用。以面瘫为例,根据患者的实际情况,取岐黄针在攒竹、瞳子髎、地仓等处浅刺平刺,配合输刺和合谷刺,对面瘫引起的额纹消失或变浅、眼睑闭合不全、口角歪斜、鼓腮漏气等症状改善明显。此外,在局灶性皮肤病的治疗过程中,岐黄针也可以局部取穴,沿皮下浅刺,然后根据病灶大小,沿病灶两侧做合谷刺,同时也可以结合小幅度或小范围的针柄摆动,如类似扫散的动作,以加强针感,增加疗效。

(二)豹文刺

《灵枢·官针》曰:"豹文刺者,左右前后针之,中脉为故,以取经络之血者,此心之应也。"隋唐杨上善在《黄帝内经太素》中注解:"左右前后,针痏状状若豹文,故曰豹文刺。"明代张景岳在《类经》中说:"豹文者,言其多也。"现代医家陈群益在《灵枢商注》中注解详细且更加贴合经文:"详此乃是刺结络,必去其留血,左右前后尽取之,血着于痏上,则斑斓若豹文,故以命名,杨注差得之,张则未也。"因此,结合《灵枢》经文及历代注解来看,豹文刺是指以穴位为中心,左右前后都刺,刺中血络,使之出血的方法。因其刺后出血点多,所留痕迹,斑斑似豹纹,故称为豹文刺。此法直中血脉,而心主血脉,故和心相应。临床上多用于疖痈肿、带状疱疹、关节韧带损伤。以带状疱疹为例,可在痛点即阿是穴附近用岐黄针点刺数下,拔罐放血,同时配合岐黄针在相应的背俞穴及夹脊穴附近行输刺和合谷刺,对于带状疱疹引起的疼痛、麻木、瘙痒等症状改善明显。

（三）合谷刺

《灵枢·官针》曰："合谷刺者,左右鸡足,针于分肉之间,以取肌痹,此脾之应也。"隋唐杨上善在《黄帝内经太素》中注解："刺身,左右分肉之间,痏如鸡足之迹,以合分肉间之气,故曰合谷刺也。"明代张景岳在《类经》中说："合谷刺者,言三四攒合,如鸡足也。"日本著名中医针灸名家丹波元简在《灵枢识》中提到："张戴人治郾城梁贾麻痹,针用鸡足法,向上卧针,三进三引,复向下卧针送入。"现代医家陈群益在《灵枢商注》中解释得比较全面:"《卫气失常篇》:'重者,鸡足取之。'鸡足之义,盖即上文之齐刺也。肉之大会为溪,肉之小会为谷,谷亦穴之意也,三针合刺其穴,故名曰合谷刺。"因此,结合《灵枢》经文和历代注解,以及临床实践来看,合谷刺是指将针深刺入分肉之间,左右各斜刺一针,形如鸡足,用以治疗肌痹,因为脾主肌肉,所以这种刺法与脾相应。临床上,合谷刺多用于治疗颈椎病、肩周炎、肱骨外上髁炎、踝关节扭伤等骨关节疾病。在岐黄针疗法中,合谷刺应用广泛,特别是对于肌肉关节的疼痛,临床效果明显。下面以肩关节扭伤为例说明之。

刘某,女,55岁。左侧肩关节疼痛伴活动受限3天。3天前开车时不慎扭伤肩关节,疼痛逐渐加重伴活动受限,在广州某医院就诊考虑软组织损伤,予外敷及理疗,效果不佳。纳寐可,二便调。查体:肩峰前下方压痛明显,外展30°就开始明显疼痛,前举

45° 时稍疼痛。舌淡胖,苔少,脉弦细。既往体健。

中医诊断:筋伤,气滞血瘀证。

西医诊断:肩关节扭伤。

治法:舒筋活络,通痹止痛。

穴位:左侧肩髃穴。

选穴依据、操作方法:患者仰卧位,选取穴位局部常规消毒,取 1.5 寸岐黄针,在肩髃穴用飞针手法直刺快速进针至皮下,先用输刺,深内之至骨,患者觉酸胀感明显,然后边轻轻摆动针柄边将针退至皮下,再沿纵轴上下各旁开 15°,行"合谷刺",针下酸胀感明显时将针退出,最后迅速出针并使用消毒干棉球按压针孔 30 秒,以避免出血。

治疗效果:患者起身后即觉肩部轻松,疼痛缓解明显,嘱其慢慢活动肩关节外展至 70° 时稍有疼痛,继续外展基本没有不适感。因患者次日将要飞回加拿大,嘱其适当休息,局部热敷。1 周后随访,治疗 3 天后基本痊愈。

(四)关刺

《灵枢·官针》曰:"关刺者,直刺左右,尽筋上,以取筋痹,慎无出血,此肝之应也,或曰渊刺,一曰岂刺。"其他 4 种刺法,临床上很少有争议,但对于关刺则有不同解释。《刺法灸法学》教材参考《类经》认为:"这种刺法多在关节附近的肌腱上进行针刺,因为筋会于节,四肢筋肉的尽端都在关节附近,故名关刺。"而纵观古代针灸文献对关刺法的解释可以发现,《黄帝内经》以后的文献大多为照抄《黄帝内经》原文,解释较少,但也有不同。除去重复,历代文献对关刺法的解释可以分为3类。其一是隋唐杨上善的《黄帝内经太素·九针之二·五刺》中解释关刺为:"刺关身之左右,尽至筋上,以去筋痹,故曰关刺,或曰开刺也。"其二在张景岳《类经·针刺类·三刺浅深五刺五脏》中解释关刺为:"关,关节也。左右,四肢也。尽筋,即关节之处也。"其三在清代周学海的《内经评文·官针》中解释关刺为:"谓直刺又左右之其深尽筋上也。"因此,结合《灵枢》经文和历代注解,以及临床实践来看,关刺是一种多向刺法,先直刺然后将针提至皮下朝各个方向斜刺,深度应达到筋的层次,用于治疗筋痹。临床上,关刺多用于治疗膝关节痛。现在部分医家扩展了关刺的治疗范围,将其用于中风后肌张力增高、枕神经痛等疾病。下面以颈椎间盘突出症术后肌张力障碍为例说明之。

谢某,女,60岁。颈椎间盘突出症术后半月。左上肢屈肌肌张力增高,活动受限,伴有酸痛,肌力4级,改良Ashworth评分2级,余无明显不适。舌淡胖,苔少,脉弦细。既往体健。

中医诊断:痉证,气滞血瘀证。

西医诊断:颈椎间盘突出症术后。

治法:舒筋活络,解痉止痛。

穴位:左侧尺泽、手三里。

选穴依据、操作方法:患者仰卧位,选取穴位局部常规消毒,取 1.5 寸岐黄针,在尺泽穴用飞针手法直刺快速进针至皮下,进针 0.5~0.8 寸,采用关刺法,并沿肢体横轴左右旁开 15° 进行针刺,针下酸胀感明显时将针退出,最后迅速出针并使用消毒干棉球按压针孔 30 秒,以避免出血。手三里直刺进针后抵骨,然后边轻轻摆动针柄边将针退至皮下,再沿上肢纵轴上下各旁开 15°,进行针刺,最后迅速出针并使用消毒干棉球按压针孔 30 秒,以避免出血。

治疗效果:治疗后患者肘关节活动明显改善,酸痛改善明显,改良 Ashworth 评分 1 级。1 周后取尺泽穴操作同上,肘关节活动基本正常,肌力基本正常,肘关节仅少许酸痛,改良 Ashworth 评分 0 级。嘱其适当锻炼,1 个月后随访,基本痊愈。

(五)输刺

《灵枢·官针》曰:"输刺者,直入直出,深内之至骨,以取骨痹,此肾之应也。"明代医家马莳在《黄帝内经灵枢注证发微》中指出:"按此输刺,乃上文十二节刺之第八刺法也。"而明代张景岳在《类经》中认为是十二节刺法中的第七刺法。现代医家陈群益在《灵枢商注》中论述:"上文之第八刺法即是短刺,亦治骨痹,马莳故云尔。然,短刺内针,乃稍摇而深之,此言直入直出,可疑,张景岳以为第七刺法,亦似未恰,盖第七刺法乃用铍针,治气盛而热之痈肿,今取骨痹,乃致针于骨所,以上下揩摩之,岂铍锋之所宜耶?"因此,结合《灵枢》经文和历代注解,以及临床实践来看,输刺是指直进针,直出针,深刺至骨,以治疗骨痹的针刺方法。因肾主骨,故与肾相应。临床上多用于治疗骨痹和病变较深的病证。临床上,输刺多用于治疗颈肩腰腿痛等疾病。在岐黄针疗法中,输刺的应用范围非常广泛,特别是颈肩腰腿痛等骨科疾患,下面以膝关节痛为例说明之。

卢某,女,75岁。左膝关节疼痛伴活动受限3年余。曾在广州某三甲医院骨科检查诊断为膝骨关节炎,建议行膝关节置换术,后因患者年纪较大且骨质疏松明显,予保守治疗,后经口服西药止痛药、外服止痛膏、关节腔内注射玻璃酸钠、针灸、中频治疗,效果均不明显。查体:左侧膝关节稍肿大变形,无红肿发热,膝关节活动受限,下蹲及上下楼梯时疼痛明显,膝关节内外侧、腘窝压痛(+),浮髌试验、抽屉试验(−)。舌淡红,苔少,脉沉细。

中医诊断:痹证,肝肾亏虚证。

西医诊断:膝骨关节炎。

治法:舒筋活络,通痹止痛。

穴位:膝阳关、委中、曲泉。

选穴依据、操作方法:经仔细触诊,患者为足少阳、足太阳、足厥阴3条经筋病变,因此取3个主穴。患者取俯卧位,充分暴露膝关节,取患侧膝阳关穴,穴位常规消毒,左手作为押手按于膝阳关穴稍下方,经筋缝隙之间,右手持针,用1.5寸的岐黄针垂直皮肤快速飞针入穴,进针0.8~1.2寸,患者稍有酸胀感,即边轻轻摆动针柄边将针退至皮下,然后沿股骨纵轴上下各开 30°行合谷刺,深度 1~1.5 寸,最后迅速出针并使用消毒干棉球按压针孔 30 秒,以避免出血。取患侧委中穴,操作方法基本同膝阳关穴,但合谷刺时针尖沿横轴向股骨内外侧髁方向针刺。取患侧曲泉穴,操作方法同膝阳关穴。

治疗效果:此患者第 1 次治疗后症状缓解明显,3 次治疗后疼痛消失,仅有少许酸软无力感,嘱其在家静心休养。1 个月后随访,偶有少许牵扯感,临床基本治愈。

二、研究进展

通过国内常用数据库中国知网,检索近 20 年(1998—2018)以半刺、豹文刺、关刺、合谷刺、输刺为主题的文献,共检索文献 259 篇,按照随机对照盲法试验的标准来筛选,其中半刺 43 篇,有 6 篇提及和使用随机对照试验;豹文刺 8 篇,有 1 篇提及和使用随机对照试验;关刺 42 篇,有 14 篇提及和使用随机对照试验;合谷刺 123 篇,有 36 篇提及和使用随机对照,1 篇提及和使用盲法;输刺 43 篇,有 9 篇提及和使用随机对照试验。整理文献发现,设计严谨、操作严格、客观分析的报道较少。而在这些文献所反映的相关刺法中,成果多出现在重复研究比较集中的地方。通过分析提及和使用随机对照试验的文章发现,大部分只是简单随机,对于年龄、性别、病程、病情等基线资料考虑较少,并且大部分样本量较少,仅有一篇文章提及盲法。总体来说,关于刺法的高水平的随机对照试验较少,对于临床的参考作用有限,并且关于刺法作用机制方面的研究很少。

三、结语

《灵枢·官针》所说"凡刺有五,以应五脏",即通过运用5种不同刺法,刺激与五脏相应的"五体",即"皮、脉、筋、肉、骨"等不同的组织结构,继而对相应的脏腑发挥特定的调节作用,进而治疗疾病。五刺法是针刺手法的重要组成部分,也是针灸局部取穴原则的体现。更重要的是,五刺法提示我们在临床实践中,应当将病位—刺法—针具有效结合。这种治疗方法的核心思想在于"针至病所",并且中的即可。正如针灸大师周楣声所云:"穴不在多,贵在中的。乱矢加身,有害无益。"

岐黄针疗法治疗疾病的特点是取穴少,每次治疗仅取2~3个穴;不留针,得气即止,单个穴位的操作时间10余秒;高效,可以在2~3次治疗之后基本达到针去痛减或痛消的目的。

岐黄针疗法的针具源自古法九针,选穴出自经筋理论,是对传统疗法的返璞归真,更是对针灸疗法的发扬创新。岐黄针团队在今后的工作中,将基于规范化和标准化的操作,研讨岐黄针的作用机制,探索并扩大岐黄针的适用范围,从而更好地体现岐黄针的临床疗效,充分发挥其临床优势。

参 考 文 献

1. 河北医学院.灵枢经校释[M].2版.北京:人民卫生出版社,2009:123-138.

2. 杨上善.黄帝内经太素[M].北京:中医古籍出版社,2016:446-449.

3. 张景岳.类经[M].北京:中医古籍出版社,2016:186-189.

4. 陈群益.灵枢商注[M].广州:广州市卫生局,中华全国中医学会广州分会,1985:98-108.

(张昆)

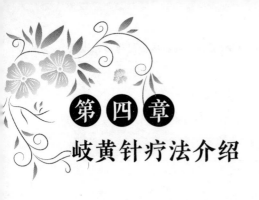

第四章
岐黄针疗法介绍

第一节 专 利 介 绍

　　针灸疗法是指通过针刺或艾灸腧穴,疏通经络、调和阴阳、扶正祛邪,从而达到预防和治疗疾病的一种传统中医治疗方法。针灸针是进行针灸治疗的重要工具,从新石器时代的砭石开始,历经骨针、竹针、陶针的演化,进而出现金属针具(青铜针、铁针、金针、银针)的飞跃,再到现代不锈钢针的改良,展现了针具材料和制作工艺的不断提高,促进了针灸理论的日渐完善,并推动临床实践步入崭新阶段。"工欲善其事,必先利其器。"从某种意义上说,针具的好坏对临床效果的影响是至关重要的。

　　很多人将疗效好坏归结为医师水平的高低,或者选择搭配的穴位处方不同,诚然,这两方面因素是客观存在的,但针具的变迁对于疗效的影响也起着非常重要的作用。痛症是针灸最主要的适应证,且中医理论认为疼痛者,多为不通则痛也。临床观察显示,以直径 0.3mm 的针进行针刺,对局部疼痛的缓解常常不如 0.4mm 的粗针效果显著。究其原因,可能是粗针在进行手法刺激时,局部刺激量增大,软组织得到充分松解,局部压力释放,从而能够缓解疼痛。近5年来,我做了大量关于针具粗细对疗效影响的临床观察,临床病例数有2万多例,发现粗的针具对于痛症一类的疾病确实有着良好的疗效,但其弊端也是明显的,即针刺时痛感增强,患者的畏惧心理更甚,进针时的针刺阻力增加、难以刺入,且如果反复多次粗针刺激也容易在局部形成瘢痕和粘连。

那么粗针比细针针刺效果好,除与局部组织的松解和压力释放有关外,还有什么其他原因吗?经过仔细观察对比,发现还与针具的**硬度**和**韧性**有关。硬度为一种物体的抗变形能力。刺手在针柄的施术手法(如颤动、震法、摇法等),通过硬度高的针,可以更加有效地将这种刺激效应向针尖处传导。而细的针具硬度低而韧度好,在施行手法时,通过针身的弯曲变形使得这种刺激能量抵消,刺激强度也大幅度减弱了。

此外,**针具的形状对疗效的影响也很重要**。《灵枢·官针》记载:"九针之宜,各有所为;长短大小,各有所施。"中国古代有9种不同的针具,分别名为镵针、员针、锓针、锋针、铍针、员利针、毫针、长针和大针,用于治疗多种不同疾病。现代针灸医师在对针灸的沿袭和使用中,最常使用的是九针中的毫针。在临床实践中,用毫针替代古代的9种针具,治疗各种不同种类的疾病,显然是不可行的。因为,**针具的形状可能与疗效有着密切的关系。**

那么,如何使针具既能具有粗针那样相对较好的硬度,又能保持细针进针疼痛刺激相对较少的优势呢?基于这样的思考,岐黄针的设计灵感随之产生。参考古代九针的形态,借鉴现代针具的特征,结合现代裁量,运用现代工艺,岐黄针针身采用中空设计,在保证硬度的基础上,针具直径做到最小,针尖采用独特的圆弧形造型,可以很好地避免刺伤血管引起血肿。如此设计,岐黄针不但消除了因针具的粗细差异对疗效的影响,同时也可以在一定程度上实现对古代九针中几种针具的有效结合,可以说是对现代针具的一种改良和发展。近年来,该针具先后获得国家实用新型专利技术 2 项,并命名为多功能针灸针(专利号 201720134057.X、2015 2 0271867.0)。

岐黄针治疗疾病时,特点是取穴少,每次治疗仅取 2~3 个穴;不留针,得气即止,单个穴位的操作时间 10 余秒;高效,可以基本达到针去痛减或消,在对上万多例的痛症患者观察中可以发现,显效率可以达到 80% 以上。适应证广泛,从目前的临床病例分布来看,除了痛症外,这种方法对于很多内外妇科疾病,如帕金森病、中风、排尿功能障碍、末梢神经病变、手术后瘢痕效应等等也有着非常好的疗效。目前,国内外有大量的针灸医师在临床操作中广泛使用岐黄针,并取得了卓越的临床效果,希望岐黄针能造福更多的患者,创造更好的社会效益。

第二节　针　具　特　点

现代的针灸针一般由针体、针尖和针柄组成,其中针体的前端为针尖,后端为针柄,针体跟针尖都是光滑的。

岐黄针作为一种多功能针灸针,与传统的毫针针具相比,有两个特点。

1. 圆弧形针尖　传统的毫针针尖呈松针状,这样设计既有助于进针,又可减少过于尖锐的针尖引起的明显刺痛感觉。岐黄针的针尖,参考传统毫针的针尖形状,并结合、借鉴古代九针和现代针具的针尖特点,设计为圆弧状。在设计方面参考了大针、长针、员利针及毫针的特征:大针长四寸,针身粗圆,用于泻水,"取大气之不能过于关节者";长针,长七寸,用以深刺,治"深邪远痹";毫针,长三寸六分,针细如毫毛,用以治疗寒热、痛痹;员利针,长一寸六分,针头微大,针身反细小,圆而且利,临床用于治疗痈肿、痹证。圆弧形的针尖设计,优势体现在两个方面——安全性和刺痛感应。

传统的针灸针在针刺施术的过程中,如果手法不熟练,或者对解剖知识掌握不够全面,会出现血管损伤的可能。如提插捻转时,在针刺到血管后,很难发现,所以容易出现刺中血管的反复损伤,出现局部血肿或青紫。而岐黄针极少会出现血肿等情况,这可能与圆弧形的针尖在接触到血管表面时,血管的平滑肌受到刺激时会有一定程度的收缩,从而避开针尖刺入血管有关。因此,其安全性方面要优于实心针具。同时由于其针尖圆而且利,针体具有一定的硬度,进针操作时借助于飞针手法,可快速刺入穴位皮肤,较少有尖锐针所具有的明显的刺痛感,所以更易被患者接受。

2. **中空针身及透明针柄** 随着针具材料和制作工艺的发展,现代针具多以不锈钢制成,其针身更细,弹性更强,远非古针可比。在临床操作中常常以振法、颤法及摇动针柄等方式作为针刺的一种辅助手法,其目的在于催气、行气,并使针感能向一定方向传导。相信很多有经验的临床医师会有感受,尤其是较粗大针具如针刀、浮针等等,在摆动针柄做手法时,能使整个针体摆动,从针柄将这种刺激量尽最大可能向针身、针尖处传导。而传统的毫针,因其细、弹性高,基本难以达到这种效果。这也是我思考很久的问题,即为何针刀、浮针等较粗的针具会有如此好的治疗效果的一个重要原因。有医师曾观察到,在 X 线下用普通常规毫针行白虎摇头及青龙摆尾术,均未见针头摆动及朝向改变的现象发生。这在古代的粗铁针和细铁针是可以实现的,但现代的普通毫针难以做到,究其原因与针具的硬度和强度有密切的关系。

因此，近 5 年来，我做了大量关于针具粗细对疗效的影响的临床观察，临床病例数有 2 万多例，发现粗的针具对于痛症一类的疾病确实有着良好的疗效，但是其弊端也是明显的，即针刺时带来的疼痛、患者的畏惧心理及针刺时阻力较大难以刺入。那么如何使针具既要保持一定的细度，疼痛少、患者容易接受，同时还能具有相对较好的硬度。经过反复验证对比发现，岐黄针中空的针身设计可以增强针的硬度，方便针体刺入穴位一定深度并进行手法操作，如《黄帝内经》"五刺法"里面的合谷刺、关刺及输刺等操作时，能有足够的硬度，可以较好地将针刺过程的刺激强度向远处传导。岐黄针的针口创伤小，仅相当于传统的针灸针，疗效迅速，取穴更少，每次仅 2~4 个穴位，无副作用，且针身细小，对局部皮肤创伤小，进针时疼痛感不明显，患者容易接受治疗。

第三节　临床操作特点

在岐黄针的使用过程中，非常强调两个特点——"轻"和"快"。为什么要强调这两个特点？如何在临床的实际操作中，充分理解运用好这两个特点呢？下面将分别予以说明。

（一）何谓"轻"？

"轻"有两层含义：其一，指**刺激量小**，岐黄针在治疗操作的过程中刺激量很小;其二,"轻"还有**取穴少**的意思,指患者每次治疗取穴极少。

1. 关于刺激量　常规毫针刺入人体后,要做一定幅度的提插、捻转等基本行针手法,可单独使用,也可以两者结合起来使用,同时对提插和捻转的幅度、频率等有一定要求。其目的就是为了使患者产生针刺感应,或者进一步调节针感的强弱,或为了使针感向某一个方向传导、扩散。

岐黄针为了保持一定的硬度,其针身比目前临床广泛使用的毫针稍粗,同时设计之初参考了九针中员利针、大针、长针、毫针等的特点,针身稍粗,针尖呈卵圆形,圆而且利,因此针刺过程中不可避免地比常用毫针有一定操作难度。如进针时利用拇食指及腕部的力量,将针以飞针手法刺入皮下,然后利用右手拇食二指指尖的虚力,将针快速轻巧刺入到皮下结缔组织中。之所以称"虚"力,是与"实"相对,即在进针的过程中,如果一旦针下有抵触时,立即停止进针,轻轻将针更换一定方向和角度后再进针,这样可以有效避免损伤血管和神经,减轻刺激。

2. 关于取穴少　与传统毫针针刺时动辄十几支针,多则几十支、上百支针相比,岐黄针每次治疗,仅选用 2~3 个穴位,很少超过 4 个穴位。所以刺激量小,很容易被患者接受。

个人认为针刺数目的多少,除与针灸医师个人的用针习惯有关外,还与疾病状况和个人情况有关。

如有些针灸医师在针刺治疗时喜欢针刺数目较多，或患者为全身性、广泛性疾病，同时体质较强壮者，针刺数目较多；而局限性疾病，患者体质虚弱，针刺数目应少。但总的来说，我认为取穴少而精更好。

中医认为，营气和卫气均是人体正气的重要组成部分，营气主内而卫气主外，共同濡养全身肌肤，保护人体不受外邪侵袭。皮肤是人体卫外的屏障，针灸疗法是通过刺入皮肤到达一定的穴位，激发经络气血，从而达到防病治病的目的。如果治疗操作正确，可以延年益寿；如果操作不当，如针刺太多或太过，易损伤营卫气血，耗伤正气，反而适得其反，使病情加重，这也与临床实际情况相符。经常会有患者说，针刺治疗后自觉身体乏力、易疲劳，应该与针刺过量耗伤人体正气有密切关系。正如针灸大师周楣声所说："穴不在多，贵在中的。乱矢加身，有害无益。"

因此，取穴的少而精，可有效激发人体的正气，起到疏经通络、祛邪外出，进而防治疾病的目的。反之，则适得其反，损伤人体正气。

（二）何谓"快"？

"快"包含3层意思，其一是指进针快，其二是指整个操作时间短，其三是指每种疾病的治疗操作次数仅为2~3次。

1. 进针快　是指岐黄针进针手法采用"飞针"快速针刺法，以右手的拇食二指指腹，捏住岐黄针针柄的下 1/3 处,利用腕关节的活动,同时拇食指指腹相对移动,拇指指腹向后,食指向前,即可将针轻轻刺入皮下,实现快速入皮。经对比发现,采用这种手法进针时,针体结合一定的旋转,会更容易进针,且刺痛感较轻。

2. **治疗操作时间短**　是指一个穴位从进针到出针不超过 20 秒,不留针,时间非常短。具体操作:持针飞针入皮,按一定角度和方向,快速进针至穴位的一定深度(不同穴位针刺角度、方向和深度不同),得气后沿一定方向行合谷刺,然后将针退至皮下出针,最后用消毒干棉球按压针孔片刻。

这种操作时间短的好处是不言而喻的,它更安全,患者更易接受,可以有效地避免因长时间针刺导致患者的紧张不适而引起的晕针等不良反应。此外,针刺后即刻出针不留针,还能有效避免针刺过程中的“漏针”现象发生。本人在 5 年多的诊疗过程中,尚未发生 1 例因岐黄针治疗操作而发生晕针的情况。

3. **疗程短**　是指大多数的痛症患者用岐黄针治疗时,仅 2~3 次即可达到消除病痛的效果。

痛症是针灸最主要的适应证,约占针灸诊疗患者总数的一半以上。中医理论认为,痛症的病机分为“不通则痛”和“不荣则痛”。《素问·举痛论》说:“经脉流行不止,环周不休,寒气入经而稽迟,泣而不行,客于脉外则血少,客于脉中则气不通,故卒然而痛。"《儒门事亲》说:"诸痛皆因于气。"因此,经络气血的病变是疼痛产生的基础。《黄帝内经》云:"经脉者,所以能决死生,处百病,调虚实,不可不通。"

曾有同行问我,如何在岐黄针的治疗中体现补泻手法,即何为补,何为泻? 我思之再三,认为痛多以实为主,虽有"不荣则痛"之说,但虚性痛症的发生,多因虚致瘀,全局为虚,病灶局部仍以"瘀"实为主,故仍以通其经脉、调其血气为主。《灵枢·卫气失常》所云"筋部无阴无阳,无左无右,候病所在",即指出病在筋者,不必分阴阳左右,以其病位所在作为重要参考治疗即可。

《医宗金鉴》说:"盖一身之骨体,既非一致,而十二经筋之罗列序属,又各不同,故必素知其体相,识其部位,一旦临证,机触于外,巧生于内,手随心转,法从手出……法之所施,使患者不知其苦,方称为手法也。"

术法无定数,临证需精研,与众同行共勉!

参 考 文 献

1. 曹大明.从针灸、推拿的起源谈中医外治法的发展[J].河南中医学院学报,2008,23(134):78-79.

2. 刘农虞."筋脉系统"假说[J].中国针灸,2017,37(1):79-83.

3. 章炳炜.浅谈古今针具与针术之关系[J].中国针灸,

1996(7):35-36.

4. 章炳炜. 针刺到位的涵义及应用[J]. 中医药学刊,2005,
   23(2):348.

（陈振虎）

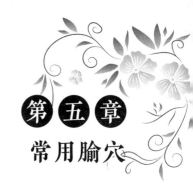

第五章
常用腧穴

第一节　头颈部腧穴

1. 攒竹（BL2）

定位：在面部，眉头凹陷中，额切迹处。（图5-1）

主治：①眼睑𥆀动、眼睑下垂、目赤流泪、视物不明、夜盲色盲等；②头痛、眉棱骨痛；③呃逆。

刺法：可向眉中或眼眶内缘平刺或斜刺0.5~0.8寸，直刺0.2~0.3寸，禁灸。

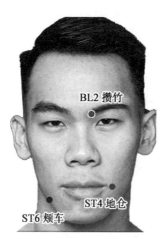

BL2 攒竹

ST4 地仓

ST6 颊车

图 5-1

2. 地仓（ST4）

定位：在面部，口角旁开 0.4 寸（指寸）。（图 5-1）

主治：口角歪斜、流涎、面痛等局部病症。

刺法：斜刺或平刺 0.5~0.8 寸，可向颊车透刺。

3. 颊车（ST6）

定位：在面部，下颌角前上方一横指（中指），闭口咬紧牙时咬肌隆起处，放松时按之凹陷处。（图 5-1）

主治：齿痛、牙关不利、颊肿、口角歪斜等局部病症。

刺法：直刺 0.3~0.5 寸，或平刺 0.5~1 寸，可向地仓透刺。

4. 耳门（TE21）

定位：在耳区，耳屏上切迹与下颌骨髁突之间的凹陷中。（图 5-2）

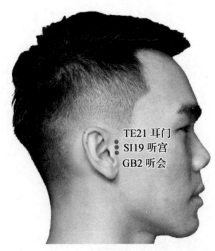

TE21 耳门
SI19 听宫
GB2 听会

图 5-2

主治:①耳鸣、耳聋、聤耳等耳疾;②齿痛、颈颌痛。

刺法:微张口,直刺0.5~1寸。

5. 听宫(SI19)

定位:在面部,耳屏正中与下颌骨髁突之间的凹陷中。(图5-2)

主治:①耳鸣、耳聋、聤耳等耳疾;②齿痛。

刺法:张口,直刺1~1.5寸,留针时保持一定的张口姿势。

6. 听会(GB2)

定位:在面部,耳屏间切迹与下颌骨髁突之间的凹陷中。(图5-2)

主治:①耳鸣、耳聋、聤耳等耳疾;②齿痛、口眼歪斜。

刺法:微张口,直刺0.5~0.8寸。

7. 牵正(EX-HN12)

定位:在面部,耳垂前0.5~1寸的压痛处。(图5-3)

主治:口歪、口疮。

刺法:向前斜刺0.5~0.8寸。

8. 下关(ST7)

定位:在面部,颧弓下缘中央与下颌切迹之间的凹陷中。(图5-3)

主治:①牙关不利、面痛、齿痛、口眼歪斜等病症;②耳鸣、耳聋、聤耳等耳疾。

刺法:直刺0.5~1寸,留针时不可做张口动作,以免弯针、折针。

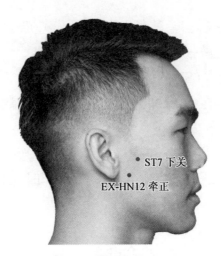

ST7 下关

EX-HN12 牵正

图 5-3

9. 天牖（TE16）

定位：在颈部，横平下颌角，胸锁乳突肌后缘凹陷中。（图 5-4）

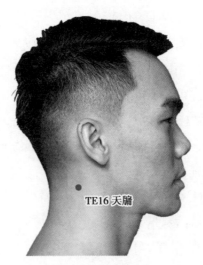

TE16 天牖

图 5-4

主治：①头痛头眩、暴聋鼻衄、喉痹、项强、目不明等头项、五官疾患；②瘰疬；③肩背痛。

刺法：直刺 0.5~1 寸。

10. 翳风（TE17）

定位：在颈部，耳垂后方，乳突下端前方凹陷中。（图 5-5）

主治：①耳鸣、耳聋等耳疾；②口眼歪斜、面风、牙关紧闭、颊肿等面口病症；③瘰疬。

刺法：直刺 0.5~1 寸。

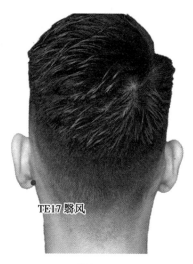

图 5-5

11. 完骨（GB12）

定位：在头部，耳后乳突后下方凹陷中。（图 5-6）

主治：①头痛、颈项强痛、喉痹、颊肿、齿痛、口歪等头项五官疾病；②癫痫。

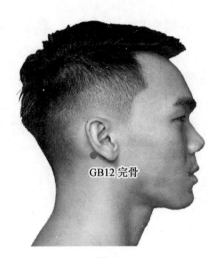

GB12 完骨

图 5-6

刺法:平刺 0.5~0.8 寸。

12. 颈部夹脊穴(岐黄针常用的为 C_2、C_4、C_6、C_7 旁的夹脊穴)

定位:在脊柱区,第 1 颈椎至第 7 颈椎棘突下两侧,后正中线旁开 0.5 寸。(图 5-7)

主治:颈项强痛、肩背疼痛、上肢不遂。

刺法:直刺 0.5~0.8 寸。

13. 百会(GV20)

定位:后发际正中直上 7 寸,或当头部正中线与两耳尖连线的交点处。(图 5-8)

主治:①痴呆、中风、失语、瘛疭、失眠、健忘、癫狂痫证、癔症等神志病证;②头风、头痛、眩晕、耳鸣等头面症状;③脱肛、阴挺、胃下垂、肾下垂等气失固摄而致的下陷性病证。

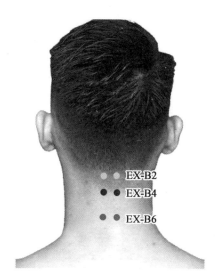

图 5-7

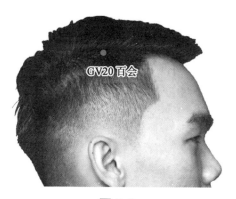

图 5-8

刺法:平刺 0.5~0.8 寸。

14. 印堂（GV29）

定位:在额部,当两眉头的中间。（图 5-9）

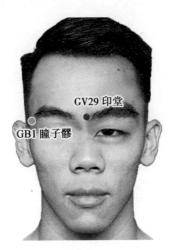

图 5-9

主治:①痴呆、痫证、失眠、健忘等神志病证;②头痛、眩晕;③鼻衄、鼻渊;④小儿惊风、产后血晕、子痫。

刺法:提捏局部皮肤,平刺 0.3~0.5 寸,或用三棱针点刺出血。

15. 瞳子髎(GB1)

定位:目外眦外侧约 0.5 寸,眶骨外缘凹陷中。(图 5-9)

主治:①头痛;②目赤肿痛、羞明流泪、内障、目翳等目疾。

刺法:平刺 0.3~0.5 寸。

16. 上明(EX-HN4)

定位:在额部,眉弓中点,眶上缘下。(图 5-10)

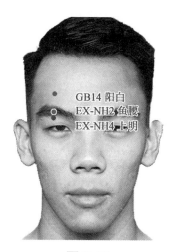

图 5-10

主治:目疾。

刺法:轻压眼球向下,向眶缘缓慢刺入 0.5~1.5 寸,不提插。

17. 鱼腰(EX-NH2)

定位:位于额部,瞳孔直上,眉毛中。(图 5-10)

主治:目赤肿痛,眼睑下垂,近视,急性结膜炎、面瘫等头面部病证。

刺法:平刺 0.3~0.5 寸。

18. 阳白(GB14)

定位:目正视,瞳孔直上,眉上 1 寸。(图 5-10)

主治:①前头痛;②目痛、视物模糊、眼睑眴动等目疾。

刺法:平刺 0.5~0.8 寸。

第二节　胸腹部腧穴

19. 缺盆（ST12）

定位：在颈外侧区，锁骨上大窝，锁骨上缘凹陷中，前正中线旁开 4 寸。（图 5-11）

主治：①咳嗽、气喘、咽喉肿痛、缺盆中痛等肺系及局部病症；②瘰疬。

刺法：直刺或斜刺 0.3~0.5 寸。

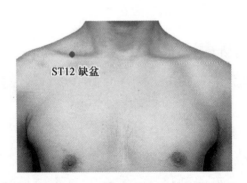

ST12 缺盆

图 5-11

20. 期门（LR14）

定位：在胸部，第 6 肋间隙，前正中线旁开 4 寸。（图 5-12）

主治：①胸胁胀痛、呕吐、吞酸、呃逆、腹胀、腹泻等肝胃病症；②奔豚气；③乳痈。

刺法：斜刺或平刺 0.5~0.8 寸，不可深刺，以免伤及内脏。

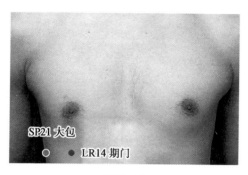

图 5-12

21. 大包(SP21)

定位:在胸外侧区,第 6 肋间隙,在腋中线上。(图 5-12)

主治:①胸胁痛;②气喘;③全身疼痛;④四肢无力。

刺法:斜刺或向后平刺 0.5~0.8 寸。

22. 京门(GB25)

定位:在上腹部,当第 12 肋骨游离端下际。(图 5-13)

主治:①小便不利、水肿等水液代谢失调的病症;②腹胀、腹泻、肠鸣等胃肠疾病;③腰痛、胁痛。

刺法:直刺 0.5~1 寸。

23. 带脉(GB26)

定位:在侧腹部,第 11 肋骨游离端垂线与脐水平线的交点上。(图 5-13)

主治:①月经不调、闭经、赤白带下等妇科经带病;②疝气;③腰痛、胁痛。

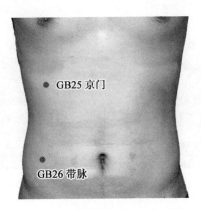

图 5-13

刺法:直刺 1~1.5 寸。

24. 上脘(CV13)

定位:在上腹部,脐中上 5 寸,前正中线上。(图 5-14)

主治:①胃痛、呕吐、呃逆、腹胀等胃腑病症;②癫痫。

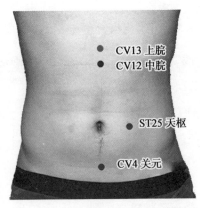

图 5-14

刺法:直刺 1~1.5 寸。

25. 中脘(CV12)

定位:在上腹部,脐中上 4 寸,前正中线上。(图 5-14)

主治:①胃痛、呕吐、呃逆、腹胀、纳呆、吞酸、小儿疳积等脾胃病症;②黄疸;③癫狂、脏躁。

刺法:直刺 1~1.5 寸。

26. 天枢(ST25)

定位:在腹部,横平脐中,前正中线旁开 2 寸。(图 5-14)

主治:①腹胀、腹痛、便秘、腹泻、痢疾等胃肠病症;②痛经、月经不调等妇科疾患。

刺法:直刺 1~1.5 寸。

27. 关元(CV4)

定位:在下腹部,脐中下 3 寸,前正中线上。(图 5-14)

主治:①中风脱证、虚劳冷惫、羸弱无力等元气虚损病症;②少腹疼痛、疝气;③腹泻、痢疾、脱肛、便血等肠腑病症;④五淋、尿血、尿闭、尿频等泌尿系统疾病;⑤遗精、阳痿、早泄、白浊等男科疾病;⑥月经不调、痛经、闭经、崩漏、带下、阴挺、恶露不绝、胞衣不下等妇科病症;⑦保健灸常用穴。

刺法:直刺 1~1.5 寸;多用灸法;孕妇慎用。

第三节　腰背部腧穴

28. 肩井（GB21）

定位:在肩胛区,第7颈椎棘突与肩峰最外侧点连线的中点。(图5-15)

主治:①颈项强痛、上肢不遂、肩背疼痛;②难产、乳痈、乳汁不下、乳癖等妇产科及乳房疾患;③瘰疬。

刺法:直刺0.5~0.8寸,内有肺尖,不可深刺;孕妇禁针。

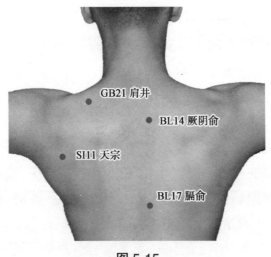

图 5-15

29. 天宗（SI11）

定位:在肩胛区,肩胛冈下缘与肩胛下角连线上1/3与下2/3交点凹陷中。(图5-15)

主治:①肩胛疼痛、肩背部损伤等局部病症;②气喘。

刺法:直刺或斜刺 0.5~1 寸,遇到阻力不可强行针刺。

30. 厥阴俞(BL14)

定位:第 4 胸椎棘突下,旁开 1.5 寸。(图 5-15)

主治:①心痛、心悸;②咳嗽、胸闷;③呕吐。

刺法:斜刺 0.5~0.8 寸。

31. 膈俞(BL17)

定位:第 7 胸椎棘突下,旁开 1.5 寸。(图 5-15)

主治:①呕吐、呃逆、气喘、吐血等上逆之证;②贫血;③瘾疹、皮肤瘙痒;④潮热盗汗;⑤血瘀诸证。

刺法:斜刺 0.5~0.8 寸。

32. 胆俞(BL19)

定位:第 10 胸椎棘突下,旁开 1.5 寸。(图 5-16)

主治:①黄疸、口苦、胁痛等肝胆病证;②肺痨、潮热。

刺法:斜刺 0.5~0.8 寸。

33. 脾俞(BL20)

定位:第 11 胸椎棘突下,旁开 1.5 寸。(图 5-16)

主治:①腹胀、纳呆、呕吐、腹泻、痢疾、便血、水肿等脾胃肠腑病证;②背痛。

刺法:斜刺 0.5~0.8 寸。

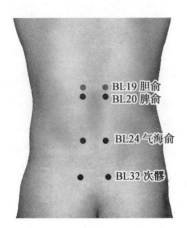

图 5-16

34. 气海俞（BL24）

定位：在脊柱区，第 3 腰椎棘突下，后正中线旁开 1.5 寸。（图 5-16）

主治：①腰痛；②痛经；③腹胀肠鸣。

刺法：直刺 0.5~1 寸。

35. 次髎（BL32）

定位：在骶区，正对第 2 骶后孔中。（图 5-16）

主治：①腰骶痛、下肢痿痹；②小便不利；③遗精、阳痿等男科病症；④月经不调、痛经、带下等妇科疾病；⑤疝气。

刺法：直刺 1~1.5 寸。

36. 臀痛穴（QH1,岐黄针经验穴）

定位：以髂后上棘与髂嵴为底边向下作等边三角形，另一顶点即为该穴。（图 5-17）

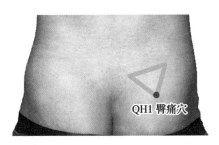

QH1 臀痛穴

图 5-17

主治:腰骶痛、下肢疼痛。

刺法:直刺 1~1.5 寸。

第四节　上肢腧穴

37. 列缺(LU7)

定位:在前臂,腕掌侧远端横纹上 1.5 寸,拇短伸肌腱和拇长展肌腱之间,拇长展肌腱沟的凹陷中。(图 5-18)

简便取穴:两手虎口自然平直交叉,一手食指按在另一手桡骨茎突上,指尖下是穴。

主治:①咳嗽、气喘、咽喉肿痛等肺系疾病;②偏正头痛、齿痛、项强痛、口眼歪斜等头面部疾病;③手腕痛。

刺法:向上斜刺 0.5~0.8 寸。

38. 养老(SI6)

定位:在前臂后区,腕背横纹上 1 寸,尺骨头桡侧凹陷中。(图 5-18)

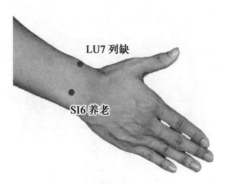

图 5-18

主治:①肩、背、肘、臂酸痛;②目视不明。

刺法:直刺或斜刺 0.5~0.8 寸。

39. 大陵(PC7)

定位:在腕前区,腕掌远端横纹中,掌长肌腱与桡侧腕屈肌腱之间。(图 5-19)

主治:①心痛、心悸、胸胁满痛;②胃痛、呕吐、口臭等胃腑疾病;③喜笑悲恐、癫狂痫等神志疾病;④手、臂挛痛。

刺法:直刺 0.3~0.5 寸。

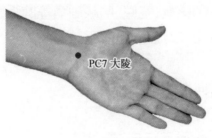

图 5-19

40. 阳溪（LI5）

定位:腕背横纹桡侧,当拇短伸肌腱与拇长伸肌腱之间的凹陷中。(图5-20)

主治:①手腕痛;②头痛、目赤肿痛、耳聋等头面五官疾病。

刺法:直刺0.5~0.8寸。

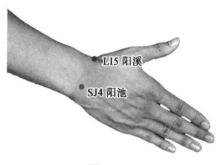

图 5-20

41. 阳池（SJ4）

定位:腕背横纹中,指总伸肌腱尺侧缘凹陷中。(图5-20)

主治:①目赤肿痛、耳聋、喉痹等五官病证;②消渴、口干;③腕痛,肩臂痛。

刺法:直刺0.3~0.5寸。

42. 手三里（LI10）

定位:在前臂,肘横纹下2寸,阳溪与曲池连线上。(图5-21)

主治:①手臂无力、上肢不遂等上肢病症;②腹痛、腹泻;③齿痛、颊肿。

刺法:直刺 1~1.5 寸。

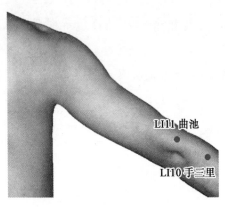

图 5-21

43. 曲池(LI11)

定位:在肘区,在尺泽与肱骨外上髁连线中点的凹陷处。(图 5-21)

主治:①咽喉肿痛、齿痛、目赤肿痛等五官热性疾病;②手臂痹痛、上肢不遂等;③腹痛、吐泻等肠胃病症;④眩晕;⑤热病;⑥癫狂;⑦瘾疹、湿疹、瘰疬等皮肤外科疾病。

刺法:直刺 1~1.5 寸。

44. 曲泽(PC3)

定位:肘微屈,肘横纹中,肱二头肌肌腱尺侧缘。(图 5-22)

主治:①心痛、心悸、善惊等心系病证;②胃痛、呕血、呕吐等热性胃疾;③暑热病;④肘臂挛痛。

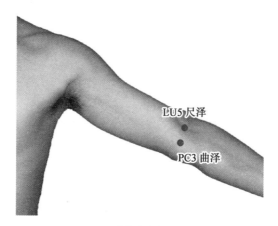

图 5-22

刺法:直刺 1~1.5 寸,或点刺出血。

45. 尺泽(LU5)

定位:在肘区,肘横纹上,肱二头肌肌腱桡侧缘凹陷中。(图 5-22)

主治:①咳嗽、气喘、咯血、咽喉肿痛等肺系实热性疾病;②肘臂挛痛;③急性吐泻、中暑、小儿惊风等急症。

刺法:直刺 0.8~1.2 寸,或点刺出血。

46. 臂臑(LI14)

定位:在三角肌区,曲池上 7 寸,三角肌前缘处。(图 5-23)

主治:①肩臂疼痛不遂、颈项拘挛等肩、颈项病症;②瘰疬;③目疾。

刺法:直刺或向上斜刺 0.8~1.5 寸。

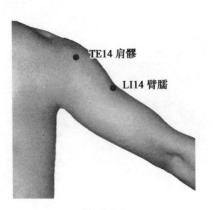

图 5-23

47. 肩髎（TE14）

定位：在三角肌区，肩峰角与肱骨大结节两骨间凹陷中。（图 5-23）

主治：臂痛、肩重不能举。

刺法：向肩关节直刺 1~1.5 寸。

48. 肩前（EX-UE）

定位：在肩前区，正坐垂臂，腋前皱襞顶端与肩髃连线中点。（图 5-24）

主治：肩臂痛，臂不能举。

刺法：直刺 1~1.5 寸。

49. 肩髃（LI15）

定位：在三角肌区，肩峰外侧缘前端与肱骨大结节两骨间凹陷中。

简便取穴：屈臂外展，肩峰外侧缘呈现前后两个凹陷，前下方的凹陷即是本穴。（图 5-24）

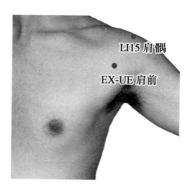

图 5-24

主治:①肩臂挛痛、上肢不遂等;②瘾疹。

刺法:直刺或向下斜刺 0.8~1.5 寸;肩周炎宜向肩关节方向直刺,上肢不遂宜向三角肌斜刺。

第五节　下　肢　腧　穴

50. 居髎(GB29)

定位:在臀部,髂前上棘与股骨大转子最凸点连线的中点处。(图 5-25)

主治:①腰胯疼痛、下肢痿痹、半身不遂等腰腿疾病;②风疹。

刺法:直刺 1~1.5 寸。

51. 风市(GB31)

定位:在股部,髌底上 7 寸,直立垂手,掌心贴于大腿时,中指尖所指凹陷中,髂胫束后缘。(图 5-25)

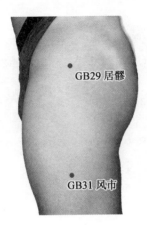

图 5-25

主治：①下肢痿痹、麻木、半身不遂等下肢疾患；②遍身瘙痒。

刺法：直刺 1~1.5 寸。

52. 髀关（ST31）

定位：在股前区，股直肌近端、缝匠肌和阔筋膜张肌 3 条肌肉之间凹陷中。（图 5-26）

主治：下肢痿痹、腰痛、膝冷等腰部及下肢疾患。

刺法：直刺 1~2 寸。

53. 箕门（SP11）

定位：在股前区，髌底内侧端与冲门连线上 1/3 与下 2/3 交点，长收肌和缝匠肌交角的动脉搏动处。（图 5-26）

主治：①小便不利、遗尿；②腹股沟肿痛。

刺法：避开动脉，直刺 0.5~1 寸。

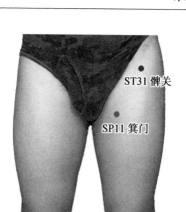

图 5-26

54. 膝阳关（GB33）

定位：在膝部，股骨外上髁后上缘，股二头肌腱与髂胫束之间凹陷中。（图 5-27）

主治：膝腘肿痛、挛急及小腿麻木等下肢、膝关节疾患。

刺法：直刺 1~1.5 寸。

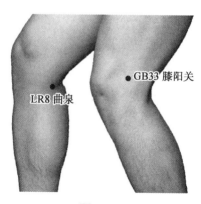

图 5-27

55. 曲泉（LR8）

定位:在膝部,腘横纹内侧端,半腱肌肌腱内缘凹陷中。（图 5-27）

主治:①膝髌肿痛、下肢痿痹;②月经不调、痛经、带下、阴挺、阴痒、产后腹痛、腹中包块等妇科疾病;③遗精、阳痿、疝气;④小便不利。

刺法:直刺 1~1.5 寸。

56. 委中（BL40）

定位:在膝后部,腘横纹中点。（图 5-28）

主治:①腰背痛、下肢痿痹等腰及下肢病症;②腹痛、急性吐泻等急症;③瘾疹、丹毒;④小便不利、遗尿等。

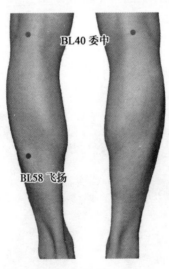

图 5-28

刺法:直刺 1~1.5 寸;或用三棱针点刺腘静脉出血;针刺不宜过快、过强、过深,以免损伤血管。

57. 飞扬(BL58)

定位:在小腿后区,昆仑直上 7 寸,腓肠肌外下缘与跟腱移行处。(图 5-28)

主治:①腰腿酸痛;②头痛、目眩;③鼻塞、鼻衄;③痔疾。

刺法:直刺 1~1.5 寸。

58. 阳陵泉(GB34)

定位:在小腿外侧,腓骨头前下方凹陷中。(图 5-29)

主治:①膝肿痛、下肢痿痹及麻木等下肢、膝关节疾患;②黄疸、胁痛、口苦、呕吐、吞酸等肝胆犯胃病症;③小儿惊风。

刺法:直刺 1~1.5 寸。

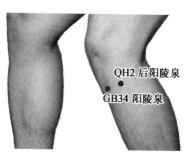

图 5-29

59. 后阳陵泉(QH2,岐黄针经验穴)

定位:在小腿后区,腓骨头后内侧凹陷中。

（图 5-29）

主治:小腿后侧麻木胀痛。

刺法:直刺 1~1.5 寸。

60. 丘墟（GB40）

定位:在踝区,外踝前下方,趾长伸肌腱的外侧凹陷中。（图 5-30）

主治:①目赤肿痛、目翳等目疾;②颈项痛、腋下痛、胸胁痛、外踝肿痛等痛症;③足内翻、足下垂。

刺法:直刺 0.5~0.8 寸。

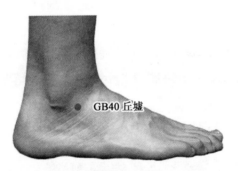

图 5-30

61. 商丘（SP5）

定位:在踝区,内踝前下方,舟骨粗隆与内踝尖连线中点凹陷处。（图 5-31）

主治:①腹胀、腹泻、便秘等胃病;②黄疸;③足踝痛。

刺法:直刺 0.5~0.8 寸。

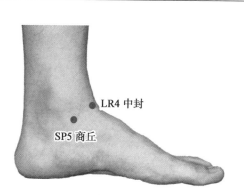

图 5-31

62. 中封（LR4）

定位：在踝区，胫骨前嵴肌腱内侧凹陷中。（图 5-31）

主治：①阴缩、阴茎痛、遗精；②小便不利；③腰痛、少腹痛、内踝肿痛；④疝气。

刺法：直刺 0.5~0.8 寸。

63. 跟尖穴（QH3，岐黄针经验穴）

定位：在足跟底部，用手按压可扪及跟骨尖突出部即为穴位所在处。（图 5-32）

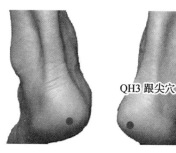

图 5-32

主治:足跟痛。

刺法:直刺 0.8~1 寸。

64. 涌泉（KI1）

定位:在足底,屈足卷趾时足心最凹陷中,约当足底第 2、3 趾蹼缘与足跟连线前 1/3 与后 2/3 交点凹陷中。(图 5-33)

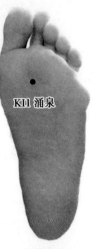

KI1 涌泉

主治:①小儿惊风、中暑、昏厥、癫狂痫等;②头晕、头痛、目眩、失眠等;③咯血、咽喉肿痛、失音、喉痹等肺系疾病;④大便难、小便不利;⑤奔豚气;⑥足心热。

刺法:直刺 0.5~1 寸;针刺时要防止刺伤足底动脉弓。

图 5-33

参 考 文 献

1. 邱茂良.针灸学[M].上海:上海科学技术出版社,1985.

2. 石学敏.针灸学[M].北京:中国中医药出版社,2007.

（傅诗韵　美工:吴融　拍摄:方崇锴　模特:梁继波）

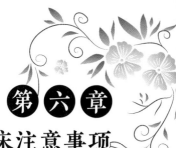

第六章

岐黄针操作技巧及临床注意事项

第一节　操作方法

针具的操作方法：

1. **针具的选择**　根据患者的高矮胖瘦,结合针刺的穴位,选择适当规格的岐黄针进行治疗操作。

2. **体位**　患者体位以舒适体位为佳。适当的体位有助于腧穴的定位,以及针刺治疗的施术操作,同时对于防止晕针、滞针、弯针等有重要的意义。

3. **消毒**　本产品为一次性消毒无菌针具。针刺前在患者针刺的穴位皮肤上用75%酒精棉球擦拭消毒,或者用安尔碘皮肤消毒剂局部消毒。

4. **进针法**　采用单手进针法,用左手的拇、食指固定在穴位周围,右手的拇指和食指握住针柄的下端,对准已消毒的穴位,快速将针刺入皮肤,直至所需的深度。

5. **针刺角度和深度**　在针刺过程中,掌握正确的针刺角度、方向和深度,是增强针感、提高疗效、防止意外的关键。而针刺的方向、角度和深度,要根据施术腧穴所在的具体位置、患者体质、病情需要和针刺手法等实际情况来灵活掌握。

6. **基本操作手法**　操作手法指针刺入穴位后，为了使患者产生针刺感应，或者进一步调整针感的传导和强弱，以使针感向某一方向扩散、传导而采取的操作方法。岐黄针主要采用的手法为提插法，即将针刺入人体穴位一定深度后，施以上提下插的操作手法。使针由浅层向下刺入深层的操作谓之"插"，从深层向上引退到浅层的操作谓之"提"。如此反复上下操作即为提插法。具体按照《黄帝内经》五刺法中的关刺、合谷刺和输刺进行操作。

（1）关刺："关刺者，直刺左右，尽筋上，以取筋痹，慎无出血，此肝之应也。"（《灵枢·官针》）由于肝主筋，所以这种刺法可祛除在筋的邪气，由此达到舒筋活血、养血通络的作用。临床多在关节附近的肌腱或韧带上进行针刺，因为筋会于节，四肢筋肉的尽端都在关节附近，如犊鼻穴等。

方法：关刺法的操作要求是"直刺左右，尽筋上，以取筋痹，慎无出血"。因多取关节附近肌腱的穴位直刺之，故称关刺。由于直刺于筋，进针深，所以针刺时要慎重，勿使出血。

临床运用：肝主筋，关刺主治筋病。

（2）合谷刺："合谷刺者，左右鸡足，针于分肉之间，以取肌痹，此脾之应也。"（《灵枢·官针》）这种刺法是在肌肉比较丰厚处进针至分肉间，其作用是宣泄肌肉中的邪气。由于脾主肌肉，故该刺法可健脾益气,从而达到行气化湿、涤痰通络等作用。此类刺法主要用于肌肉疼痛之肌痹证或水肿、泄泻等津液输布失常引起的疾病。

针刺时先直刺入深处,然后退至浅层,再分别向两旁斜刺,形如鸡足;适用于脾与肌肉疾病、痹证。

方法:合谷刺是在肌肉丰满处进针后,先将针直刺入深处,然后退至浅层,依次分别再向两旁针刺,使针痕形成鸡爪形。因为这种刺法的针向3个方向刺入,可起到将分肉间的邪气一并泻之的作用,故称为合谷刺。本法刺分肉之间,脾主肌肉,故与脾相应。

临床应用:合谷刺主要治疗肌肉疾患,如肌肉痹痛、痉挛、强硬。

(3)输刺:"输刺者,直入直出,深内之至骨,以取骨痹,此肾之应也。"(《灵枢·官针》)由于肾主骨,所以针深至骨的刺法可以与肾气相应以驱除在骨的邪气,能使肾气得旺、肾精得长,以治疗骨痹或生殖等病位在肾的各种疾患。如骨质增生引起的颈椎病、腰椎病等。输刺是直刺、深刺至骨的刺法,适用于肾与骨骼疾病、深部疾病。

方法:输刺的特点是直进针、直出针,深刺至骨骼,以治疗骨的疾患为主。因肾主骨,故与肾相应。

临床应用:主要用于治疗骨痹、骨刺、软骨炎、骨蒸、骨软等。

7. **两种辅助行针手法** 摇法和震颤法,是对提插法的补充,是以促使得气和加强针刺感应为目的的操作手法。其中,摇法是将针刺入一定深度后,手持针柄,将针轻轻摇动的方法,可以行气,使针感向一定方向传导;震颤法是指针刺入一定深度后,右手持针柄,用小幅度、快频率的提插手法,使针身轻微震颤的方法,可促使针下行气,增强针刺感应。

8. **出针**　在针刺操作结束后,即可将针从皮内取出。本法不留针,刺激穴位获得针感和满足治疗要求后,即可将针取出。出针的方法,一般是以左手拇、食指持消毒干棉球轻轻按压针刺部位,右手持针将针退至皮下取出针具,然后用消毒干棉球按压针孔片刻,以防止出血或针孔疼痛。

第二节　注意事项和意外情况处理

岐黄针质硬而稍粗,与传统针灸针相似,治疗虽然安全,假如操作不慎,疏忽大意,或犯禁刺,或针刺手法不当,或对人体解剖部位缺乏全面的了解,在临床上有时也会出现一些不应有的异常情况。常见的有以下几种。

1. **晕针**　晕针是在针刺治疗中患者发生晕厥的现象。

原因:患者体质虚弱,精神紧张,或疲劳、饥饿、大汗、大泻、大出血之后,或体位不当,或医者在针刺时手法过重。

症状:患者突然出现精神疲倦、头晕目眩,面色苍白,恶心欲吐,多汗,心慌,四肢发冷,血压下降,脉象沉细,甚则神志昏迷,仆倒在地,唇甲青紫,二便失禁,脉微细欲绝。

处理:立即停止针刺,即刻出针,然后使患者平卧,注意保暖,轻者仰卧片刻,饮用温开水或糖水后,即可恢复正常。重者在上述处理基础上,可刺人中、素髎、内关、足三里,灸百会、关元、气海等穴,即可恢复。若仍不省人事,呼吸细微,脉细弱者,应配合其他治疗或采用急救措施。

晕针处理

预防:岐黄针在治疗操作过程中,因取穴少,每次仅 2~3 穴,且不留针,刺激轻,很少出现晕针现象。但对初次接受针刺治疗或精神过度紧张,身体虚弱者,应先做好解释安抚,消除对针刺的顾虑和恐惧;同时选择舒适的体位,最好采用卧位;若饥饿、疲劳、大渴时,应在进食、休息、饮水后再行针刺;医者在针刺治疗过程中,要精神专一,注意观察患者的神色,询问其感觉,一旦有晕针先兆,可及早采取处理措施,防患于未然。

2. 血肿　血肿是指针刺部位出现皮下出血而引起的肿胀疼痛。

原因:多为刺入手法过快或过猛,使皮肉受损或刺伤血管所致。

现象:针刺过程中或出针后,针刺部位肿胀疼痛,继则皮肤呈现紫色。

处理:岐黄针的针尖呈卵圆形,且针身为中空设计,在碰到血管平滑肌时,一般不易刺伤血管出现血肿;且中空的针身设计,一旦刺入血管,可以通过针柄处的回血,及时发现并对应处理。因此,较之传统毫针更安全。但如有微量的皮下出血而局部小块青紫时,一般不必处理,可以自行消退。若局部肿胀疼痛较剧,青紫面积大而且影响到活动功能时,可先做冷敷止血,24小时后再做热敷或在局部轻轻揉按,以促使局部瘀血消散吸收。

血肿处理

预防:仔细检查针具,熟悉人体解剖部位,避开血管针刺,出针时立即用消毒干棉球揉按压迫针孔。

3. **断针**　断针又称折针,是指针体折断在人体内。若能术前做好针具的检查和施术时加以应有的注意,是可以避免的。

原因:针具质量欠佳,进针前失于检查。或针刺时将针身全部刺入腧穴,操作时手法过猛,导致肌肉强烈收缩等,都有可能造成断针。

现象:针身折断分两种情况,即断端部分针身尚露于皮肤外,或断端全部没入皮肤之下。

处理:医者态度必须从容镇静,嘱患者切勿变动原有体位,以防断针向肌肉深部陷入。若残端部分针身显露于体外时,可用手指或镊子将针起出。若断端与皮肤相平或稍凹陷于体内者,可用左手拇、食二指垂直向下挤压针孔两旁,使断针暴露体外,右手持镊子将针取出。若断针完全深入皮下或肌肉深层时,应在 X 线下定位,手术取出。

断针处理

预防:岐黄针的针体较硬,且刺激手法轻快,尚未发现有断针情况出现。为防止断针,应认真仔细地检查针具,对认为不符合质量要求的针具,应剔除不用;避免过猛、过强的针刺。针刺时,应嘱患者不要随意更换体位。针刺时更不宜将针身全部刺入腧穴,应留部分针身在体外,以便于针根折断时取针。

4. **弯针**　弯针是指进针时或将针刺入腧穴后,针身在体内形成弯曲。

原因:医者进针手法不熟练,用力过猛、过速,以致针尖碰到坚硬组织器官或患者在针刺时移动体位,或因针柄受到某种外力压迫、碰击等,均可造成弯针。

现象:针柄改变了进针或刺入针时的方向和角度,提插及出针均感困难,而患者感到疼痛。

处理:出现弯针后,即不得再行提插手法。如针柄轻微弯曲,应慢慢将针起出。若弯曲角度过大时,应顺着弯曲方向将针起出。若由患者移动体位所致,应使患者慢慢恢复原来体位,待局部肌肉放松后,再将针缓缓起出,切忌强行拔针以免将针体折断在体内。

弯针处理

预防:医者进针手法要熟练,指力要均匀,并要避免进针过速、过猛。

5. **气胸** 针刺引起创伤性气胸是指针具刺穿胸膜腔,从而造成的气胸。

原因:主要是针刺胸部、背部和锁骨附近的穴位过深,针具刺穿胸膜腔,气体积聚于胸膜腔。

现象:患者突感胸闷、胸痛、气短、心悸,严重者呼吸困难、发绀、冷汗、烦躁、恐惧,到一定程度会发生血压下降、休克等危急现象。检查:患侧肋间隙变宽,胸廓饱满,叩诊鼓音,听诊肺呼吸音减弱或消失,气管可向健侧移位。如气窜至皮下,患侧胸部、颈部可出现握雪音,X线胸部透视可见肺组织被压缩现象。有些病情轻者,出针后并不出现症状,而是过一定时间才慢慢感到胸闷、疼痛、呼吸困难。

处理:一旦发生气胸,应立即出针,采取半卧位休息,要求患者心情平静,切勿因恐惧而反转体位。一般漏气量少者,可自然吸收。同时要密切观察,随时对症处理,如给予镇咳消炎药物,以防止肺组织因咳嗽扩大创孔,加重漏气和感染。对严重病例如发现呼吸困难、发绀、休克等现象需组织抢救,如胸腔排气、少量慢速输氧、抗休克等。

气胸处理

预防:针刺治疗时,术者必须思想集中,让患者选好适当体位,注意选穴,根据患者体型肥瘦,掌握进针深度,施行提插手法的幅度不宜过大。对于胸部、背部及缺盆部位的腧穴,最好平刺或斜刺,且不宜太深,一般避免直刺,不宜留针时间过长。如有四肢部位的同效穴尽量不用胸背部腧穴,更不可粗针深刺该部腧穴。

6. 刺伤内脏　针刺引起内脏损伤是指针刺内脏周围腧穴过深,针具刺入内脏引起内脏损伤,出现各种症状的现象。

原因:主要是术者缺乏解剖学和腧穴学知识,对腧穴和脏器的部位不熟悉,以及针刺深度掌握不当所致。

现象:刺伤内脏的主要症状是疼痛和出血。刺伤肝、脾时,可引起内出血,患者可感到肝区或脾区疼痛,有的可向背部放射。如出血不止,腹腔内积血过多,会出现腹痛、腹肌紧张,并有压痛及反跳痛等急腹症症状。刺伤心脏时,轻者可出现剧烈刺痛;重者有剧烈的撕裂痛,引起心外射血,立即导致休克、死亡。刺伤肾脏时,可出现腰痛、肾区叩击痛、血尿,严重时血压下降、休克。刺伤胆囊、膀胱、胃、肠等空腔脏器时,可引起局部疼痛、腹膜刺激征或急腹症症状。

处理:伤轻者,卧床休息后一般即可自愈。如果损伤严重或出血明显者,应密切观察,注意病情变化,特别是要定时检测血压。若损伤严重,出血较多,产生休克、腹膜刺激征时,应立即采取相应措施,如迅速进行输血等急救或外科手术治疗。

刺伤内脏
处理

预防:注意学习腧穴学知识,掌握腧穴结构,明了穴下的脏器组织。操作时,凡深部有脏器部位,应当注意针刺的方向以及深度。

参 考 文 献

1. 邱茂良.针灸学[M].上海:上海科学技术出版社,1985.

2. 石学敏.针灸学[M].北京:中国中医药出版社,2007.

（陈振虎）

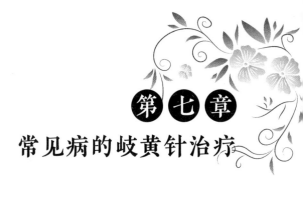

第七章
常见病的岐黄针治疗

第一节　颈　椎　病

一、定义

目前学术界对于"颈椎病"的定义是：由于颈椎间盘退行性改变及其继发病理改变累及周围组织结构而出现相应的临床表现称之为颈椎病。1992 年全国第二届颈椎病座谈会将颈椎病分为颈型、椎动脉型、神经根型、交感神经型、脊髓型、食管型、混合型。临床上常见为前 5 种类型。

二、临床表现

颈椎病的临床症状较为复杂，初起主要表现为颈项部僵硬疼痛、活动转侧受限，继则或伴有上肢无力、手指发麻、下肢乏力、行走困难、头晕、恶心、呕吐，甚至视物模糊、心动过速及吞咽困难等。颈椎病的临床表现与其分型、受影响的不同组织结构及个体差异有一定关系。

三、常规治疗

(一)保守治疗

颈椎病的保守治疗包括颈椎制动,牵引疗法,以及超短波离子导入疗法等。

(二)手术治疗

颈椎病的手术疗法主要适用于脊髓型和神经根型颈椎病患者,用于解除对脊髓和神经根的压迫。手术疗法包括前路减压术、后路减压术、前后路联合减压术、微创手术治疗等,主要用于降低髓核内压,缓解髓核对周围组织的压迫,以减轻其对周围组织的刺激症状。

(三)传统中医疗法

传统中医药疗法包括中药内服、熏洗以及外敷疗法(代表基础方如葛根汤、苓桂术甘汤、天麻钩藤饮、桃红四物汤等),推拿疗法、针灸疗法以及针刀疗法等。

四、岐黄针疗法

治则:疏通筋络。

治法:宣阳通痹,清利官窍。

主穴:C_2夹脊穴、C_4夹脊穴、C_6夹脊穴、百会、天髎、肩井。

配穴:伴有上肢症状者,可根据患者循经症状选择加用肩髃、肩髎、手三里、阳溪、阳池、腕骨。

方义：夹脊穴为经外奇穴，向内夹督脉，向外比邻膀胱经，故有强督脉之阳、助膀胱之气的作用。通过针刺夹脊穴可调动诸阳之气，从而防治风寒湿等外邪侵袭。C_2、C_4、C_6夹脊穴位于颈椎的上中下三部，且3组夹脊穴属于局部取穴，能够有效地疏通颈部经络。天牖位于颈部之上，归属于手少阳三焦经，其位居高，与口耳鼻等官窍相邻；"牖"又有窗户之意，天牖寓意本穴像房屋窗户，能开通耳目头窍壅塞之气，最善清头明目、利窍止眩。百会位于颠顶，归属督脉，为百脉之会，具有升阳益气、醒脑开窍的作用。百会有"三阳五会"之称，为足太阳、足少阳、手少阳、督脉和足厥阴之会，又"诸风掉眩，皆属于肝"，故百会具有很强的祛风宣阳作用。肩井位居肩上，为手少阳、足少阳、足阳明和阳维之交会穴。《针灸穴名解》云："古有井田之法，井开四道，而分八宅，即四通八达也。"故而肩井具有良好的调和并疏通经脉气血的作用，且在各针灸古籍中，常用肩井穴治疗肩颈部的痹痛。

以上主穴中，颈型颈椎病选穴：C_4夹脊穴、C_6夹脊穴与天牖、肩井交替使用。

椎动脉型颈椎病选穴多为：C_2夹脊穴、百会与天牖、肩井交替使用。

神经根型颈椎病选穴多为：C_4夹脊穴、C_6夹脊穴与天牖、肩井交替使用。

交感型颈椎病选穴多为：C_4夹脊穴、C_6夹脊穴与厥阴俞、膈俞交替使用。

根据患者不同临床表现,可灵活选择搭配上述穴位。

操作方法:患者取坐位或俯卧位,充分暴露颈部,左手押手循经探穴,定位穴位所在部位(寻找经筋缝隙之间为佳),穴位局部皮肤常规消毒。选用规格为 1.5 寸的岐黄针,右手持针垂直皮肤飞针快速进入皮下,夹脊穴针刺深度 0.8~1 寸,患者可出现酸胀感,然后轻轻摆动针柄并将针退至皮下,沿纵轴方向上下开 30° 行合谷刺 0.8~1 寸。最后迅速出针并使用消毒干棉球按压针孔 30 秒,以避免出血。百会,右手持针平刺飞针快速进入皮下帽状腱膜层,患者出现酸胀针感后,轻轻摆动针柄并将针退至皮下,向百会左右方向呈 15° 做合谷刺。天牖直刺深度 0.5~1 寸,然后轻轻摆动针柄并将针退至皮下,沿纵轴方向上下开 30° 做合谷刺,深度 0.5~1 寸。肩井直刺 0.5~0.8 寸,然后轻轻摆动针柄并将针退至皮下,向肩胛骨上缘左右呈 30° 做合谷刺,深度 0.5~0.8 寸。最后迅速出针并使用消毒干棉球按压针孔 30 秒,以避免出血。

治疗疗程:每次根据患者实际情况选择 2~4 穴,一般不超过 4 个穴位,每周 2 次,2 周共计 4 次为 1 个疗程。

注意事项:进针操作过程中,应时刻注意针柄端有无出血,如有出血应当及时调整针刺方向,或者即刻出针并用消毒干棉球按压针孔约 3 分钟。特别提示颈部夹脊穴(尤其是 C_2 夹脊穴)、天牖、厥阴俞、膈俞的输刺及合谷刺操作,押手定位要求精准,合谷刺需配合押手定位,注意掌握合谷刺的角度和方向,切忌针刺角度过大或针刺过深。

五、病案分享

江某,男,43 岁。2018 年 3 月 2 日首诊。主诉"头晕伴颈部酸痛沉重感月余,加重 3 天"。患者诉 1 个月前无明显诱因开始出现头晕,自觉头部昏沉感,头晕时轻微活动颈部则眩晕感加重,伴有恶心,无呕吐,无耳鸣,无肢体麻木及乏力,静坐或平躺休息后随时间推移可逐渐缓解,头晕缓解后有肩颈部酸痛不适感。本次发病之前头晕发作 2 次。经外院针灸推拿后症状得到缓解。无影像学资料。3 天前,长时间面对电脑工作后出现头晕,较前 2 次头晕程度加重,症状相同,休息后缓解程度不明显。查体:BP 125/86mmHg,颈后部肌肉群僵硬,颈椎生理曲度变直,转颈试验(+),双侧臂丛牵拉试验(−),叩顶试验(−);四肢肌力、肌张力正常,病理征(−),舌暗淡,苔薄白,脉弦细。

中医诊断:眩晕,气滞血瘀证。

西医诊断:颈椎病,椎动脉型。

治法:舒筋活血活络,宣阳止眩。

穴位:C_2 夹脊穴、百会。

选穴依据:患者以头部昏沉为主要表现,故以 C_2 夹脊穴和百会为主穴,通过 C_2 夹脊穴调动诸阳之气、舒筋通络,百会祛风宣阳、清利头目。

操作方法:具体操作方法同上。

疗程:首次岐黄针治疗后,患者诉昏沉感明显减轻,自觉视物"清楚明亮",转动头部时症状无加重。交代患者注意休息,并进行颈椎辅助检查。3 月 5 日复诊,诉首次治疗后至复诊期间,无明显头晕发作,仅白天对电脑工作后有轻微头部沉重感,颈肩部有少许酸胀,辅助检查结果未出。取穴天髎(双侧)、肩井。针毕拔罐(普通透明硅胶罐),拔罐时注意避开针孔,并嘱咐患者带罐活动 10 分钟,起罐后患者诉颈部下段酸胀感消失。3 月 8 日随访,X 线片结果提示颈椎退行性改变,颈椎生理曲度变直,C_5-C_6 椎间隙狭窄。诉 2 次治疗后无头晕发作,颈肩部无酸痛不适,临床治愈。

调养防护:颈椎病治疗后,患者应当注意休息,避免长时间伏案低头工作,尤其是应当尽量避免长时间面对电脑工作或低头使用手机。注意颈部保暖,适当进行颈部保健锻炼。

参 考 文 献

1. 张少群,李义凯.颈椎病研究的历史沿革[J].中国康复医学杂志,2016,31(11):1273-1276.

2. 孙宇,陈其福. 第二届颈椎病专题座谈会纪要[J]. 中华外科杂志,1993,31(8):472-476.

（杨娟）

第二节　肩 关 节 痛

一、定义

肩关节痛是对肩关节及其周围肌肉筋骨疼痛的泛称,是针灸科门诊常见病种。本病以肩关节疼痛和活动障碍为主要临床表现。数据显示 20%~33% 的人群具有肩关节相关疼痛性疾病,包括肩周软组织(包括肩周肌、肌腱、滑囊和关节囊等)及关节骨骼病变引起的以肩关节疼痛和功能障碍为特征的疾病。单从这一定义来看,肩关节痛是一个很广泛的概念。

二、临床表现

初起肩部疼痛呈阵发性,多为酸痛或胀痛,可无明显活动障碍,之后疼痛逐渐加剧,可呈钝痛或刀割样痛,呈持续性,疼痛波及颈项及上肢,并伴肩关节活动受限,外展、上举、内旋及外旋时可诱发疼痛,随着病程发展,可发生失用性肌萎缩、肩峰突起、上举不便、后伸不能等典型症状,此时疼痛症状反而减轻。

三、常规治疗

（一）保守治疗

保守治疗以镇痛、减轻肩关节内的炎性反应为主要原则，包括非甾体抗炎药口服、局部封闭注射治疗以及物理治疗。口服非甾体抗炎药在肩关节疼痛性疾病中运用较多；局部封闭注射则是通过运用类固醇药物或/和局部麻醉药混合注射至关节腔，达到局部抗炎镇痛的目的。物理疗法包括低频脉冲治疗、超声波治疗、体外冲击波治疗以及经皮神经电刺激等，通过对局部肌肉的放松以及改善局部微循环达到促进炎症吸收、缓解疼痛的目的。

（二）手术治疗

肩关节疼痛性疾病（如肩袖损伤、严重的肩袖损伤甚至肩袖撕裂）发生病理改变无法自行愈合，且经保守治疗疗效不佳者，需要考虑尽早手术治疗。

（三）传统中医疗法

传统中医疗法包括中药内服、中药外敷，以及常规针灸疗法（包括温针、电针、火针以及各种不同针刺手法等）和推拿疗法。对于肩关节痛的传统治疗方法，目前尚无临床统一标准和规范。

四、岐黄针疗法

治则：疏通筋络。

治法:舒筋通阳,活血止痛。

主穴:肩前、肩髃、肩髎、肩贞。

配穴:合并上臂前外侧疼痛可加臂臑,合并上臂后外侧疼痛可加臑会,合并肩胛部位疼痛可加天宗,合并肩上部疼痛可加肩井。

方义:本病岐黄针疗法选穴以肩关节局部为主,以疏通局部经筋络气血为治疗原则。岐黄针疗法以辨经选穴为前提,以经筋理论为基础。《灵枢·终始》有云"凡刺之道,毕于终始",故岐黄针疗法注重通过病变部位辨别经络所在,根据经筋循行以及筋结所在进行局部选穴。

肩部经筋多为手三阳经。手阳明大肠经"上臑外前廉,上肩,出髃骨之前廉",循经病变可表现出"肩前臑痛,大指次指痛不用"。所以,肩痛部位以肩峰,以及肩峰前下方为主,甚至在上臂前侧、肘外侧、拇指、食指有牵扯痛,可以归属于手阳明大肠经病变。手阳明之筋"上臑,结于髃;其支者,绕肩胛……其直者,从肩髃上颈",而当阳明之筋发生病变时表现为"当所过者支痛及转筋,肩不举",故而手阳明经筋病变选取肩髃。

手少阳三焦经"循臑外上肩",循经病变可表现出"肩、臑、肘、臂外皆痛"。所以,疼痛部位位于肩峰后下方、上臂后外侧,甚至前臂两骨之间,可以归属于少阳三焦经病变。手少阳之筋循行"上绕臑外廉,上肩走颈",病变表现为"所过者即支转筋",故而手少阳三焦经筋病变选穴肩髎。

手太阳小肠经"上循臑外后廉，出肩解，绕肩胛，交肩上"，循经病变可出现"肩、臑、肘、臂外后廉痛"。肩痛部位位于腋窝附近，以及肩胛部位，可归属于手太阳小肠经病变。手太阳之筋循行"上循臂内廉……入结于腋下；其支者，后走腋后廉，上绕肩胛"，病变表现为"腋下痛，腋后廉痛，绕肩胛引颈而痛"，故而手太阳经筋病变可选取肩贞。

以肩前的操作为例，如患者肩部疼痛以肩关节前面为主，且外展和上举等活动时疼痛加重，可选肩前。此穴位于肩关节前部，腋前臂顶端与肩髃连线的中点处，属于手太阴经筋循行之处，"上臑内廉，入腋下，出缺盆，结肩前髃"。当手太阴之筋发生病变时表现为"所过者支转筋痛"，故肩关节前部的疼痛选用肩前。

操作方法：患者取坐位或侧卧位（患侧肩部在上），充分暴露肩关节，左手押手循经探穴，定位穴位所在部位（寻找经筋缝隙之间为佳），穴位局部皮肤常规消毒。选用规格为 1.5 寸的岐黄针，右手持针垂直皮肤飞针快速刺入皮下，根据患者体质胖瘦针刺深度 0.8~1.2 寸，患者可出现酸胀感，然后轻轻摆动针柄并将针退至皮下，沿肱骨纵轴方向呈 30° 行合谷刺 0.8~1.2 寸。最后迅速出针并使用消毒干棉球按压针孔 30 秒，以避免出血。天宗直刺或斜刺 0.5~1 寸，遇到阻力不可强行针刺，沿肩胛冈向肩关节方向和肩胛内角方向进行合谷刺。最后迅速出针并使用消毒干棉球按压针孔30秒,以避免出血。

治疗疗程:每次根据患者实际情况选择2~4穴,一般不超过4个穴位,每周2次,2周共计4次为1个疗程。

注意事项:进针操作过程中,应时刻注意针柄端有无出血,如有出血应当及时调整针刺方向,或者即刻出针,按压针孔3分钟。特别提示:天宗操作时直刺及合谷刺手法宜轻、快,押手定位要求精准,合谷刺需配合押手定位,注意掌握合谷刺的角度和方向,切忌针刺角度过大或针刺过深。

五、病案分享

李某,女,56岁,2018年3月30日首诊。主诉"右侧肩部疼痛月余,加重5天"。患者1个月前出现右侧肩部疼痛,以肩峰后外侧疼痛为主,上举以及背伸活动受限,夜间疼痛加重,不能右侧卧睡觉。曾行肩关节X线片检查无特殊。查体:右侧肩关节未见明显肿胀,局部皮肤无红肿发热,肩关节活动受限,肩关节外展约120°,背伸受限。疼痛弧试验(-),撞击征试验(-)。舌暗红,苔薄白,脉弦。

中医诊断:痹证,气滞血瘀证。

西医诊断:肩关节周围炎。

治法:舒筋活络,通痹止痛。

穴位:肩髎、肩贞。

选穴依据:患者以肩峰后外侧疼痛为主,根据患者疼痛部位,结合手少阳三焦经的循行,取手少阳三焦经肩髎和手太阳小肠经肩贞。"髎",骨空处也。肩髎,为肩峰后方骨节空隙处。《针灸甲乙经》云:"肩重不举,臂痛,肩髎穴主之。""贞"通"正",有坚定不移、稳固之意,形容肩贞可以稳固肩关节,在《铜人腧穴针灸图经》中善治风痹、手臂不举。

操作方法:具体操作方法同上。

疗程:本患者共治疗 2 次。患者首取肩髎,岐黄针针刺肩髎行输刺和合谷刺后,患者诉肩峰部位疼痛减轻,右上肢背屈程度抬高约 5cm。但背屈时仍有肩后外侧疼痛,取肩贞输刺并合谷刺,患者肩关节外展及背屈幅度明显增加,诉疼痛较针刺前缓解。4 月 1 日复诊。患者诉首次治疗后夜间无疼痛,症状无反复,右上肢外展及背屈时肩峰部以及腋后纹头上方稍有疼痛,取肩髎和肩贞,行输刺、合谷刺。针刺后于肩关节部位拔罐(普通透明硅胶罐),并注意避开针孔,并嘱咐患者带罐活动 10 分钟。起罐后,患者诉肩关节无疼痛,活动基本恢复正常,临床治愈。

调养防护:治疗后应交代患者注意肩部保暖,防止受凉,可短时间、适度进行肩关节活动锻炼。避免患肢提拿或肩关节背负重物。肩关节疼痛性疾病早期治疗具有良好的临床疗效,病情轻、病程短的患者可于 1~4 个疗程内达到临床治愈。而病程长,肩关节损伤严重或肩关节粘连严重的患者,疗程长、预后差。

参考文献

McBeth J,Jones K. Epidemiology of chronic musculoskeletal pain[J]. Best Pract Res Clin Rheumatol,2007,21(3):403-425.

（杨娟）

第三节　腰　　痛

一、定义

腰痛是指下背、腰、骶部的疼痛或不适感,可伴或不伴有下肢放射痛,是骨科、针灸科、运动医学和康复医学中常见的疾患。该病的主要特点为发病时间早、发病率高、容易复发。随着年龄的增长,腰痛发生率有增加的趋势。它影响了患者的正常生活和工作,成为一个严重的社会和经济学问题。腰痛不是一个独立的病名,常见于腰三横突综合征、慢性腰肌劳损、腰椎间盘突出症、腰椎骨质增生、棘突炎、急性腰扭伤等多种疾病中。

二、临床表现

无论是长期慢性劳损,还是急性腰部扭伤,均可引起一侧或双侧腰痛,或伴有腰部活动受限,如弯腰及俯仰转侧时可诱发疼痛加重。如果合并腰部脊神经受压,可出现下肢麻木疼痛,严重者久站及久行可出现跛行。

三、常规治疗

(一)物理治疗

如电疗、磁疗、热疗、光疗、超短波、微波治疗等方法,常用于急慢性软组织损伤、退行性改变等所致的腰痛。其治疗作用主要是改善微循环、增强免疫功能、抗炎、阻断神经冲动传导等,从而缓解疼痛。

(二)药物治疗

常用的药物有非甾体抗炎药、阿片类药物、肌松剂、抗抑郁药、补钙药物或雌激素、肿瘤坏死因子抑制剂等。

(三)手术治疗

常规治疗无效,症状反复发作进行性加重的患者,可以根据实际情况选用适当的手术治疗。

(四)中医药治疗

传统中医疗法包括中药内服、中药外敷,以及常规针灸疗法(包括温针、电针、火针以及各种不同针刺手法等)和推拿疗法。

（五）针灸治疗

以足少阳胆经、手阳明大肠经和足太阳膀胱经腧穴为主,注重特定穴位的使用,尤其是五输穴的使用。

四、岐黄针疗法

治则:疏通筋络。

治法:活血调经,通络止痛。

主穴:脾俞、气海俞、次髎。

配穴:棘突上疼痛取阿是穴;臀区外 2/3 疼痛加臀痛点,内 1/3 疼痛加秩边;骶部疼痛加次髎;大腿后部麻木或疼痛加承扶或殷门;小腿后部麻木加委中、飞扬;小腿后外侧麻木取后阳陵泉;小腿前外侧麻木加阳陵泉。

方义:①脾俞乃脾脏精气输注于背部的穴位。脾为后天之本,气血生化之源,脾之健运,化生精微,须借助肾阳的温煦,而肾中精气亦有赖于水谷精微的培育和充养,它们在生理上相互资助、相互促进,在病理上亦相互影响、互为因果,因此脾虚可导致肾虚及骨髓空虚乏力,可引起骨质疏松症的发生。针刺脾俞健脾补肾,强筋壮骨,可有效缓解腰痛的发生。②气海俞为足太阳膀胱经要穴,为脏腑诸气转输的重要部位,既可以疏调本经经气,对全身脏腑之气亦有重要调节作用。局部解剖该穴在腰背筋膜、最长肌和髂肋肌之间,布有第 2 腰神经后支外侧支,深层为腰丛,内上方为第 3 腰椎横突。主治腰脊、下肢、肾、膀胱、妇科等疾患。③次髎乃八髎穴之一。《素问·骨空论》云:"腰痛不可以转摇,急引阴卵,刺八髎与痛上。"《针灸大成》云:"八髎总治腰痛。"临床上次髎最为常用。如《针灸甲乙经》言:"腰痛快快不可以俯仰,腰以下至足不仁,入脊,腰背寒,次髎主之。"取次髎以补肾调经、活血化瘀,对骨关节、软组织、妇科系统疾病所引起的下腰痛均有明显疗效。

操作方法:根据局部软组织厚度选用 1.5~2 寸岐黄针。①脾俞:患者俯卧位,局部常规消毒,术者刺手持针,飞针快速刺入皮下,略向下、向内斜刺0.5~0.8 寸,得气后轻摇针柄,稍退出针,沿人体纵轴上下以 30° 行合谷刺,得气后出针,以无菌干棉球按压针孔 30 秒;②气海俞:患者俯卧位,局部常规消毒,术者刺手持针,飞针快速刺入皮下,针刺深度0.8~1.2 寸,患者觉酸胀感后轻摇针柄,稍退出针,沿人体纵轴上下以 30° 行合谷刺,得气后出针,以无菌干棉球按压针孔 30 秒;③次髎:患者俯卧位,局部常规消毒,术者刺手持针,飞针快速刺入皮下,直刺0.8~1.2 寸,得气后轻摇针柄,稍退出针,沿人体纵轴上下以 30° 行合谷刺,得气后出针,以无菌干棉球按压针孔 30 秒。

治疗疗程:每次根据患者实际情况选择 1~2 穴,一般不超过 3 个穴位,每周 2 次,2 周共计 4 次为 1个疗程。

注意事项:进针操作过程中,应时刻注意针柄端有无出血,如有出血应当及时调整针刺方向,或者即刻出针并用消毒干棉球按压针孔约3分钟。特别提示:脾俞操作时直刺及合谷刺手法宜轻、快,押手定位要求精准,合谷刺需配合押手定位,注意掌握直刺及合谷刺的角度和方向,切忌针刺角度过大或针刺过深。

五、病案分享

易某,男,36岁,因"扭伤致左侧腰部疼痛伴活动受限1小时"于2018年5月4日首诊。患者1小时前因搬重物后致左侧腰部疼痛,无法正常行走,仅能在家人搀扶下缓慢行走,弯腰活动明显受限。刻下:痛苦面容,左侧腰部疼痛剧烈,弯腰及行走活动明显受限,无双下肢麻木及疼痛等不适,二便正常,查体见左侧腰部肌肉紧张、压痛明显。舌红苔薄白,脉弦。腰椎正侧位X线片(DR):①考虑第5腰椎椎弓峡部裂并第5腰椎向前Ⅰ度滑脱;②腰5-骶1椎间盘变性,建议进一步检查;③第1骶椎先天性隐裂。

中医诊断:急性腰扭伤,气滞血瘀证。

西医诊断:急性腰扭伤。

治法:疏调经脉,通络止痛。

穴位:气海俞(左侧)。

选穴依据:该患者急性损伤,左侧腰肌疼痛明显,但主要集中在下腰部,且无下肢症状,故仅以气海俞疏调局部经气即可。

操作方法:具体操作方法同上。

疗程:气海俞针毕,患者诉疼痛及活动受限明显缓解,弯腰活动不受限,可以独立正常行走。3日后复诊,不适症状完全消失。共计治疗1次。

调养防护:嘱患者注意休息,2周内避免搬重物及剧烈活动,门诊随诊。1个月后随访,上次治疗后疼痛缓解,未再复发。

参考文献

周璇,白跃宏. 下腰痛的中西医结合治疗[J]. 中国临床康复,2006,10(47):118-120.

（偶鹰飞）

第四节　膝关节痛

一、定义

膝关节痛是膝关节附近疼痛的统称,常见于类风湿关节炎、痛风性膝关节炎、膝关节周围软组织损伤、膝关节退行性变等。其中膝骨关节炎(knee osteoarthritis,KOA)临床上非常常见。流行病学调查显示,50% 的 65 岁以上人群、85% 的 75 岁以上人群患有膝骨关节炎。正是由于 KOA 的高发病率、高致残率、治疗周期长的特点,极大增加了医疗资源的消耗,给社会及患者带来巨大的精神压力和沉重的经济负担。因此,寻找一种便捷有效的治疗方法,势在必行。

二、临床表现

膝关节痛多由外伤史或长期劳损引起,久行、上下楼梯及下蹲时均可诱发疼痛加重,或酸软无力,或可见关节肿胀变形,或可触及关节附近肤温较高,或有关节弹响和交锁现象,甚则无法下蹲或行走。

三、常规治疗

(一)西医治疗

常见的治疗方法包括物理康复治疗、口服药物、外用药物、药物注射以及手术治疗等。治疗疗效一般,又存在疗程长、费用高、兼有副作用、患者时间成本高等缺点。

(二)中医药治疗

对于该病,中医治疗方法的研究较多,其中中药方面有中药汤剂口服、中药外治(如敷贴法、熏洗法、热熨法等)、中药离子导入法等,针灸治疗方面有穴位注射、火针、电针、温针等。其他还有推拿、小针刀等疗法。

四、岐黄针治疗

治则:疏通筋络。

治法:舒筋活络,通痹止痛。

主穴:膝阳关、委中、曲泉。

配穴:合并大腿外侧牵扯痛者可加居髎,膝关节前部髌骨处疼痛可加犊鼻。

方义:主穴均在膝关节周围,是近治作用的良好体现,可以疏调膝关节局部筋络气血。《灵枢·经筋》曰:"足少阳之筋,起于小指次指,上结外踝,上循胫外廉,结于膝外廉……其病小指次指支转筋,引膝外转筋,膝不可屈伸……"而膝阳关恰好位于膝外廉,经筋失养或跌仆劳伤而致膝关节痛、活动受限,可选用膝阳关以疏通足少阳之经筋。"足太阳之筋,起于足小指上结于踝,邪上结于膝……上腘中内廉,与腘中并上结于臀……其病小指支,跟肿痛,腘挛……"而委中正好位于腘中,不但足太阳经筋主支循行过腘中,分支也上行经过腘窝,可见委中的重要性,取其通调足太阳经筋之气血。"足厥阴之筋,起于大指之上……上结内辅之下,上循阴股……其病足大指支,内踝之前痛,内辅痛,阴股痛转筋……"曲泉为足厥阴肝经之合穴,且为足厥阴经筋循行之处,经络所过,主治所及,又为近治作用,可通行足厥阴经筋以治疗膝痛。在临床上,应根据患者所患经筋部位的不同情况选用相应的穴位。

操作方法:患者俯卧位,充分暴露膝关节,取膝阳关,穴位常规消毒,左手作为押手按于膝阳关稍下方,经筋缝隙之间,右手持针,用 1.5 寸规格的岐黄针垂直皮肤快速飞针入穴,直刺 0.8~1.2 寸,患者有酸胀感,即边轻轻摆动针柄边将针退至皮下,然后沿股骨纵轴上下各开 30° 行合谷刺,得气后出针,以无菌干棉球按压针孔 30 秒。取委中,经筋缝隙之间,右手持针,用 1.5 寸规格的岐黄针垂直皮肤快速飞针入穴,直刺 0.8~1.2 寸,患者有酸胀感,即边轻轻摆动针柄边将针退至皮下,然后沿向股骨内外侧髁方向各开 30° 行合谷刺,得气后出针,以无菌干棉球按压针孔 30 秒。取患侧曲泉,用 1.5 寸规格的岐黄针垂直皮肤快速飞针入穴,直刺 0.8~1.2 寸,患者有酸胀感,即边轻轻摆动针柄边将针退至皮下,然后沿股骨纵轴上下各开 30° 行合谷刺,得气后出针,以无菌干棉球按压针孔 30 秒。

治疗疗程:每次根据患者实际情况选择 1~2 穴,一般不超过 3 个穴位,每周 2 次,2 周共计 4 次为 1 个疗程。

注意事项:进针操作过程中,应时刻注意针柄端有无出血,如有出血应当及时调整针刺方向,或者即刻出针并用消毒干棉球按压针孔约 3 分钟。押手定位要求精准,合谷刺需配合押手定位,注意掌握直刺及合谷刺的角度和方向,切忌针刺角度过大或针刺过深。

五、病案分享

徐某,女,65岁,右膝关节疼痛伴活动受限1年余,曾在广州某三甲医院骨科检查诊断为膝骨关节炎,经口服西药止痛药、外敷止痛膏、关节腔内注射玻璃酸钠、针灸中频治疗,效果不明显。查体:右侧膝关节稍肿大变形,无红肿发热,膝关节活动受限,下蹲及上下楼梯时疼痛明显,膝关节内外侧、腘窝压痛(+),浮髌试验、抽屉试验(-)。舌淡红,苔少,脉沉细。

中医诊断:痹证,肝肾亏虚证。

西医诊断:膝骨关节炎。

治法:舒筋活络,通痹止痛。

穴位:膝阳关、委中、曲泉。

选穴依据:经仔细触诊,患者为足少阳、足太阳、足厥阴3条经筋病变,因此取3个主穴。

操作方法:具体操作方法同上。

疗程:岐黄针常规治疗1周2次,4次为1个疗程。此患者第1次治疗后症状缓解明显,3次治疗后疼痛消失,仅有少许酸软无力感。根据患者舌苔、脉象分析,诊断为肝肾亏虚证,嘱其服用金匮肾气丸调治1个月。1个月后随访,无明显不适,临床治愈。

调养防护:注意休息,防止受凉,可短时间、轻度活动锻炼,避免长时间行走,特别是爬山、上下楼梯等运动。

参 考 文 献

1. 王斌. 中医对骨性关节炎病因病机的认识及治疗[J]. 中国中医药杂志,2011,4(3):118.

2. 夏玲,关爽,乔士兴,等. 膝骨性关节炎的治疗进展[J]. 中国康复,2011,26(3):229-231.

3. 陈灏珠,林果为. 实用内科学[M]. 13版. 北京:人民卫生出版社,2009:2077.

4. 胡婷,王红伟. 陈振虎运用岐黄针疗法治疗腰痛经验[J]. 广州中医药大学学报,2018,35(1):99-101.

5. 王红伟,陈振虎. 岐黄针疗法治疗膝骨性关节炎的临床疗效观察[J]. 广州中医药大学学报,2017,34(3):365-368.

（张昆）

第五节　踝关节扭伤

一、定义

踝关节扭伤是软组织损伤中较为常见的疾病,在关节韧带损伤中占首位,多由不慎跌倒及运动不当等外力暴击或者踝关节周围韧带松弛导致踝关节突然过度内、外翻所致。本病属于中医"筋伤"范畴。中医学认为,人体受到外力暴击后,气血不畅,脉络不通,不通则痛,从而引起局部的肿胀、疼痛及活动不利等症状。

二、临床表现

踝部外伤后,踝关节即出现疼痛,局部肿胀,皮下瘀斑,伴跛行,局部压痛明显。若内翻扭伤者,将足做内翻动作时,外踝前下方剧痛;若外翻扭伤者,将足做外翻动作时,内踝前下方剧痛。

三、常规治疗

(一)非手术治疗

急性踝关节扭伤,外侧韧带损伤较轻的,1周内休息、24小时冰敷、加压包扎、抬高患肢。固定:弹力绷带固定、石膏固定、护踝及小夹板固定等,有利于软组织修复。功能康复:踝关节的康复训练,有助于踝关节的功能恢复、减轻残疾及预防复发,如抗阻踝外翻、踝内翻,勾脚及绷脚,抬脚跟等康复训练。物理因子治疗:一般轻微的外踝韧带损伤,可以选择激光、冲击波及超短波消炎镇痛治疗。药物治疗:较常用的非甾体抗炎药,如塞来昔布、对乙酰氨基酚缓释片、布洛芬等。

(二)手术治疗

针对严重的踝关节扭伤患者,如伴开放性损伤、骨折或韧带断裂,建议行手术治疗。

（三）中医药治疗

中医药治疗踝关节扭伤,多以活血化瘀、消肿止痛为基本治则,常用的中药方剂有桃红四物汤等。此外,还有针刺、小针刀、艾灸、推拿、熏洗、外敷及耳穴压豆等多种方法。

四、岐黄针疗法

治则:疏通筋络。

治法:活血通络,消肿止痛。

主穴:外踝关节扭伤取丘墟、内踝关节扭伤取商丘。

配穴:如外踝后侧疼痛明显可加昆仑;内踝后侧疼痛明显可加太溪。

方义:《灵枢·终始》云:"在筋守筋。"《针灸聚英·肘后歌》云:"打扑伤损破伤风,先于痛处下针攻。"故岐黄针疗法治疗以局部取穴为主,疏经通络,活血化瘀止痛。主穴与配穴均在踝关节局部及周围,体现中医的近治作用,可以疏调关节局部筋络气血。足三阴三阳均循行踝关节局部及周围部位,常用穴位如丘墟、商丘。外踝前下方疼痛,中医学认为病位在足少阳胆经。丘墟为足少阳胆经的原穴,可治疗"足腕不收"(《针灸甲乙经》)、"跗筋足挛"(《备急千金要方》)。内踝前下方疼痛,中医学认为病位在足太阴脾经。《灵枢·经脉》云:"脾足太阴之脉,起于大指之端……上内踝前廉……"而商丘恰好位于内踝前下方,为足太阴脾经的经穴,"经脉所过,主治所及",故可以有效地起到疏通踝关节局部经络的作用。

操作方法:取适当体位,穴位常规消毒,采用规格 1.5 寸岐黄针。丘墟:岐黄针飞针法快速直刺入皮下,然后行输刺法,进针 0.8~1.2 寸,局部酸胀感得气后,然后轻轻摆动针尾并缓慢退针,然后上下行合谷刺,深度约 0.8~1.2 寸,最后迅速出针并按压针孔 30 秒。商丘操作同前。

治疗疗程:每次根据患者实际情况选择 1~2 穴,每周 1 次,2 周共计 2 次为 1 个疗程。

注意事项:进针操作过程中,应时刻注意针柄端有无出血,如有出血应当及时调整针刺方向,或者即刻出针并用消毒干棉球按压针孔约 3 分钟。押手定位要求精准,合谷刺需配合押手定位,注意掌握直刺及合谷刺的角度和方向,切忌针刺角度过大或针刺过深。

五、病案分享

林某,男,36 岁,右踝关节旋转活动后自感局部隐隐作痛伴异常声响 2 个月余。2 个月前运动过程中不慎扭伤踝关节,局部稍肿胀及疼痛,自行使用外用药物喷剂(具体不详),症状稍缓解,未进行系统治疗,为进一步治疗,遂前来就诊。现症见:右踝关节旋转活动后隐隐作痛,自诉旋转踝关节活动时可闻及异常声响。辅助检查:踝关节正侧位 X 线片(DR)示踝关节未见骨折征象。查体:右踝关节外侧前下方压痛(+),伴轻度肿胀,肤温肤色均正常,舌暗红,苔薄白,脉弦。

中医诊断:筋伤,气滞血瘀证。

西医诊断:陈旧性踝关节扭伤。

治法:活血化瘀,通络止痛。

穴位:丘墟。

选穴依据:本案患者右踝关节扭伤,外侧前下方压痛,当属足少阳胆经之筋结病。丘墟为足少阳胆经之原穴,为治疗下肢痿痹之要穴。

操作方法:具体操作方法同上。

疗程:治疗 1 次后,患者诉踝关节疼痛及不适好转八成,第 2 次后好转九成。第 2 个疗程治疗 1 次后,肿痛完全消失,活动正常,无其他不适。

调养防护:平素生活、运动需要注意预防复发。建议运动前进行适度拉伸,运动时选择较为平坦的场地,并穿着适宜的鞋子。此外,还需要加强踝关节周围肌肉力量的训练,进行剧烈及高危运动时应选择合适的护具以减少踝关节扭伤的发生概率,降低踝关节扭伤的严重程度。

参 考 文 献

1. 李景元.手法结合针刺及中药外用治疗陈旧性踝关节扭

伤 164 例临床观察[J]. 中国中医基础医学杂志,2013,19（4）:480-481.

2. 刘鑫,吕刚. 关于踝关节扭伤治疗的中西医研究进展[J]. 世界最新医学信息文摘,2016,16（97）:55-61.

（陈雨婷）

第六节 头 痛

一、定义

头痛是临床常见的症状。通常将局限于头颅上半部,包括眉弓、耳轮上缘和枕外隆突连线以上部位的疼痛统称头痛。临床上,头痛程度有轻有重,疼痛时间有长有短,疼痛形式多种多样,常见胀痛、闷痛、撕裂样痛、电击样痛、针刺样痛,部分伴有血管搏动及头部紧箍感,以及出现恶心、呕吐、头晕等症状,严重者还可伴有其他系统性疾病症状如发热,而血管病变所致头痛常伴偏瘫、失语等神经功能缺损症状等。

本节所治疗的头痛不包括中枢神经系统感染及颅内肿瘤压迫等器质性病变引起的头痛。

二、临床表现

头痛部位多在头部一侧额颞、前额、颠顶部,或左或右辗转发作,或呈全头痛。头痛的性质多为跳痛、刺痛、胀痛、昏痛、隐痛,或头痛如裂等。头痛每次发作可持续数分钟、数小时、数天,也有持续数周者。头痛发作与睡眠质量及休息时间有明显相关性,常隐袭起病,逐渐加重或反复发作。

三、常规治疗

头痛的治疗原则包括对症处理和原发病治疗两方面。

原发性头痛急性发作和病因不能立即纠正的继发性头痛,可给予止痛等对症治疗以终止或减轻头痛症状,同时亦可针对头痛伴随症状如眩晕、呕吐等予以适当的对症治疗。对于病因明确的继发性头痛应尽早去除病因,如颅内感染应抗感染治疗,颅内高压者宜脱水降颅压,颅内肿瘤需手术切除等。

(一)药物疗法

1. **止痛药物**　主要包括非甾体抗炎止痛药、中枢性止痛药和麻醉性止痛药。此外,还有部分中药复方头痛止痛药,包括通天口服液、复方血栓通胶囊等,对于缓解和预防头痛有一定帮助。

2. **其他药物疗法**　主要针对头痛发生机制进行治疗。例如:①纠正颅内压,如颅内压高者给予脱水和利尿剂;颅内压低者,静脉给予低渗液等。②收缩扩张血管,如偏头痛发作时,及早使用麦角碱类药物;对于非偏头痛类血管性头痛,则常用含有咖啡因的复方解热止痛药。③松弛收缩的肌肉,适用于肌收缩性头痛,可服用安定等镇静药物,既有助于松弛肌肉,也有助于解除精神紧张。④封闭神经,用于脑神经痛,如三叉神经痛、枕大神经痛等。

3. **中医药治疗** 头痛的治疗须分"内外虚实"。外感所致属实,治疗当以祛邪活络为主,视其邪气性质之不同,分别采用祛风、散寒、化湿、清热等法;外感以风为主,故强调风药的使用。内伤所致多虚,治疗以补虚为要,视其所虚,分别采用益气升清、滋阴养血、益肾填精等法;若因风阳上亢则治以息风潜阳,因痰瘀阻络又当化痰活血为法;虚实夹杂,则以扶正祛邪并举为原则。常用的中药方剂有川芎茶调散、羌活胜湿汤、天麻钩藤饮、半夏白术天麻汤、通窍活血汤等。

(二)非药物疗法

物理治疗包括磁疗、按摩、局部冷(热)敷、吸氧等。对慢性头痛呈反复发作者,应给予适当的治疗以控制头痛频繁发作。

针灸治疗有头针、穴位注射、头针与体针结合、电针、灸法、耳针、穴位埋线、放血等多种方法。

四、岐黄针疗法

治则:疏通筋络。
治法:通络止痛。

主穴：C_2夹脊穴、天牖穴、百会穴。

配穴：前额疼痛可加印堂，枕部疼痛可加脑户，两侧头痛可加太阳。

方义：C_2夹脊穴为经外奇穴，向内夹督脉，向外比邻膀胱经，故有强督脉之阳、助膀胱之气的作用。通过夹脊穴可调动诸阳之气，从而治疗风寒湿等外邪侵袭。它位于颈椎的上部，属于局部取穴，能够有效地疏通颈部经络。天牖位于颈部之上，归属于手少阳三焦经，其位居高，与口耳鼻等官窍相邻；"牖"又有窗户之意，天牖寓意本穴像房屋窗户，能开通耳目头窍壅塞之气，最善清头明目、利窍止眩。百会位于颠顶，归属督脉，为百脉之会，具有升阳益气、醒脑开窍的作用。百会有"三阳五会"之称，为足太阳、足少阳、手少阳、督脉和足厥阴之会，又"诸风掉眩，皆属于肝"，故百会具有很强的祛风宣阳作用。

操作方法：患者取坐位或俯卧位，充分暴露颈部，左手押手循经探穴，定位穴位所在部位（寻找经筋缝隙之间为佳），穴位局部皮肤常规消毒。选用规格为1.5寸的岐黄针，右手持针垂直皮肤飞针快速刺入皮下，夹脊穴针刺深度约0.8~1寸，患者可出现酸胀感，然后轻轻摆动针柄并将针退至皮下，沿纵轴方向上下开30°行合谷刺0.8~1寸。最后迅速出针并使用消毒干棉球按压针孔30秒，以避免出血。百会，右手持针平刺飞针快速进入皮下帽状腱膜层，患者出现酸胀针感后,轻轻摆动针柄并将针退至皮下,向百会左右方向呈 15° 做合谷刺。天牖直刺深度约 0.5~1 寸,然后轻轻摆动针柄并将针退至皮下,沿纵轴方向上下开 30° 做合谷刺,深度约 0.5~1 寸。最后迅速出针并使用消毒干棉球按压针孔 30 秒,以避免出血。

治疗疗程:每次根据患者实际情况选择 1~2 穴,一般不超过 3 个穴位,每周 2 次,2 周共计 4 次为 1 个疗程。

注意事项:进针操作过程中,应时刻注意针柄端有无出血,如有出血应当及时调整针刺方向,或者即刻出针,按压针孔 3 分钟。特别提示:天牖操作时直刺及合谷刺手法宜轻、快,押手定位要求精准,合谷刺需配合押手定位,注意掌握合谷刺的角度和方向,切忌针刺角度过大或针刺过深。

五、病案分享

卢某,女,58 岁,主因"右侧偏头痛 5 个月,加重 2 周"门诊就诊。5 个月前无明显诱因下出现右侧偏头痛,呈搏动性疼痛,时伴有恶心、畏光,严重时伴有出汗、呕吐,每周发作 1~2 次,休息或自行服用镇痛药物后能缓解,时有反复,在外院神经科就诊行头颅 CT 检查未见明显异常,诊断考虑为偏头痛,给予麦角胺片口服,症状控制不佳,近 2 周来上述症状加重,发作频率增多,为求进一步治疗来我院门诊就诊。症见:神清,精神稍有疲倦,痛苦貌,诉右侧间发性头痛,以右侧颞部、额部为重,时伴有恶心欲呕,畏光、出汗,纳一般,眠差,二便调。舌淡红、苔白腻,脉弦紧。查体:脑神经未见明显异常,四肢肌力、肌张力正常,深浅感觉对称存在,病理反射未引出,共济运动(−)。

中医诊断:头痛,邪犯少阳证。

西医诊断:偏头痛。

治则:疏解少阳,通络止痛。

穴位:第一次取右侧 C_2 夹脊穴,第二次取右侧天牖。

选穴依据:夹脊穴内夹督脉,外邻膀胱经,故有强督脉之阳、助膀胱之气的作用,可以通调头部之气血,故选 C_2 夹脊穴。偏头痛中医辨证通常归于少阳经筋病,天牖位于头部且属于手少阳三焦经,最善宣利头部气血。

操作方法:具体操作方法同上。

疗程:岐黄针治疗1周2次,4次为1个疗程。患者出针后自觉头部轻松感,视物较前清晰,头痛明显减轻。2日后复诊,患者诉经上次治疗后头痛症状基本消失,但前一晚眨眼不自然,晨起时头部仍有少许疼痛,遂再进行第2次操作,出针后患者诉头痛感全消失,嘱如有不适随时复诊。

调养防护:嘱患者适当休息,口味饮食应清淡,忌辛辣刺激厚味、生冷食物,稳定情绪,适当保证环境安静,有助于缓解头痛。

参 考 文 献

1. 吴江,贾建平.神经病学[M].北京:人民卫生出版社, 2015,335-338.

2. S. Evers,J.(A)fra,A Frese,等.EFNS偏头痛药物治疗指南——EFNS特别工作组修订报告[J].国际脑血管病杂志,2010,18(1):4-15.

3. 偏头痛诊断与防治专家共识组.偏头痛诊断与防治专家共识[J].中华内科杂志,2006,45(8):694-696.

4. 头痛分类和诊断专家共识组.头痛分类和诊断专家共识[J].中华神经科杂志,2007,40(7):439-495.

（廖穆熙）

第七节 落 枕

一、定义

落枕又称"颈项伤筋""失枕",是一种单纯性颈项强痛、活动受限的病证,系颈部筋伤。本病为急性发病,一般无外伤史,病位在颈项部。西医学将该病归属于"急性颈部软组织损伤"范畴。

二、临床表现

落枕多表现为睡后出现颈项部酸胀疼痛,以单侧居多,偶可见双侧,颈背部疼痛并可向上肢放射,严重时颈项活动不利,如旋转及侧屈受限,前屈及后伸亦可引起颈部伤侧疼痛加剧,更甚者,头部强直于异常位置,使头歪向病侧。

三、常规治疗

(一)西医治疗

西医对于该病无特效治疗方案,根据病情对症治疗,可选择止痛药物如塞来昔布、双氯芬酸钾、芬必得等。如止痛口服药物效果不佳,可以选择利多卡因局部封闭治疗;抑或配合颈托固定制动治疗。

(二)中医治疗

中医可提供针灸、推拿、火针、牵引、拔罐、热敷、耳穴压豆、膏药贴敷及小针刀等多样化治疗方案,可单一使用或配合综合治疗。

四、岐黄针治疗

治则:疏通筋络。

治法:通络止痛。

主穴:天髎。

配穴:可根据患者疼痛症状,加用 C_2 夹脊、C_4 夹脊、C_6 夹脊、肩井。

方义：选穴均在颈项部局部及周围，体现中医的近治作用，可以疏调局部筋络气血。颈项部主要累及的经脉以依附于督脉与足太阳膀胱经的颈夹脊、足太阳膀胱经、足少阳胆经、手太阳小肠经、督脉为主。如《素问·缪刺论》云："邪客于足太阳之络，令人拘挛背急，引胁而痛，刺之从项始数脊椎侠脊，疾按之应手如痛，刺之傍三痏，立已。"颈夹脊可以疏通局部经络、调畅气血。依据"经脉所过，主治所及""通其经脉，调其气血"，肩井、天髎二穴均为足少阳胆经腧穴，能疏通局部经络、调畅气血。如《针灸甲乙经》云："肩背痹痛，臂不举，寒热凄索，肩井主之。"肩井为手少阳、足少阳、足阳明、阳维之会，能疏通局部经络气血，通络止痛。

操作方法：天髎直刺深度 0.5~1 寸，然后轻轻摆动针柄并将针退至皮下，沿纵轴方向上下开 30° 做合谷刺，深度 0.5~1 寸。最后迅速出针并使用消毒干棉球按压针孔 30 秒，以避免出血。

治疗疗程：每次根据患者实际情况选择 1~2 穴，每周 2 次，2 次为 1 个疗程。

注意事项：进针操作过程中，应时刻注意针柄端有无出血，如有出血应当及时调整针刺方向，或者即刻出针并用消毒干棉球按压针孔约 3 分钟。押手定位要求精准，合谷刺需配合押手定位，注意掌握直刺及合谷刺的角度和方向，切忌针刺角度过大或针刺过深。

五、病案分享

陆某,女,41岁,晨起后突感左侧颈项部肌肉僵硬、疼痛,且疼痛向背部扩散,伴左侧转头活动受限,疼痛较剧烈,穿衣等生活及日常工作受限,无双上肢麻木及头晕等其他不适。未进行相关治疗。查体:一般情况良好,痛苦面容,左侧颈项部肌肉僵硬、压痛(+),头颈活动受限。舌暗红,苔薄白,脉沉细弱。

中医诊断:落枕,气滞血瘀证。

西医诊断:急性颈部软组织劳损。

治法:疏通经筋,通络止痛。

穴位:左天髎、左肩井。

操作方法:具体操作方法同上。

选穴依据:本例患者为少阳经筋病,肩井、天髎二穴均为少阳经腧穴,能疏通局部经络、调畅气血,从而起到通络止痛之效。

疗程:针毕出针,患者诉颈肩部疼痛缓解九成,只遗留少许牵扯感,局部活动放松后,颈部转头活动受限症状完全消除。1日后回访,诉颈项部疼痛及活动受限完全好转。

调养防护:患者针后,注意休息,避免颈项部剧烈运动。平时生活注意调养,如枕具的高度及软硬度需适当,避免受风寒外邪侵袭,适当配合颈椎功能锻炼,加强局部气血运行,疏通经络。

参 考 文 献

石学敏.针灸学[M].北京:中国中医药出版社,2007:206-207.

（陈雨婷）

第八节　耳聋耳鸣

一、定义

耳鸣是以耳内鸣响,如蝉如潮,妨碍听觉为主症;耳聋是以听力不同程度减退或失听为主症。中医所述耳鸣耳聋,是以症状命名,一病两名,属发展关系,故在辨证施治上,大致相同。耳聋耳鸣不仅可发生于耳科疾病,还可见于高血压、动脉硬化、脑血管疾病、药物中毒及外伤疾病等等。

二、临床表现

耳鸣可单侧或双侧,患者自觉耳内鸣响,可持续性存在,也可间歇性出现,声音可以为各种各样,音调高低不等。耳聋则为听力减弱,妨碍交谈,甚至听觉完全丧失,不闻外声,影响日常生活。根据起病时间长短可分为暴聋和久聋。暴聋常有恼怒、劳累、感寒等诱因,可见听力突然下降,1~2天内听力下降达到高峰,多为单耳发病,或伴耳鸣、眩晕;久聋起病缓慢,耳聋程度逐渐加重。部分患者因暴聋后长期不恢复而成久聋。

三、常规治疗

西医学对耳鸣、耳聋主要针对病因治疗,治疗药物包括抗病毒、改善内耳微循环、抗血栓及溶栓、营养神经、激素类等;其他治疗有高压氧舱疗法、外科手术、心理治疗,声频共振疗法、掩蔽治疗、生物反馈治疗等等。

四、岐黄针疗法

治则:疏通筋络。

治法:疏风理筋,开窍通络。

主穴:听宫、天牖。

配穴:伴有上颈部不适可以加 C_2 夹脊穴,耳后胀痛可以加翳风。

方义:耳为手、足少阳所辖。手太阳之筋"结于耳后完骨",且"其支者,入耳中",病候为"病小指支肘内锐骨后廉痛,循臂阴入腋下,腋下痛,腋后廉痛,绕肩胛引颈而痛,应耳中鸣,痛引颔,目瞑,良久乃得视,颈筋急,则为颈瘘颈肿"。足少阳经筋循耳后。天牖、听宫分别为手足少阳于头面部的经筋结聚点,无论外邪、内伤所致耳部气血、经脉不通,清窍蒙闭,皆可针刺之,以疏风理筋,开窍通络,使气血得畅,清窍得复,则耳鸣耳聋得除。

操作方法:天牖直刺深度 0.5~1 寸,然后轻轻摆动针柄并将针退至皮下,沿纵轴方向上下开 30° 做合谷刺,深度 0.5~1 寸。最后迅速出针,使用消毒干棉球按压针孔 30 秒,以避免出血。听宫:患者取侧卧位,医者以押手的拇、食指分别置于穴位两侧,嘱患者张口取穴,局部消毒,取规格为 1.5 寸的岐黄针垂直进针,刺入皮下后快速进针约 1~1.2 寸,再退针后调整针尖方向,朝耳门、听会方向行合谷刺,深度约 1~1.2 寸。最后迅速出针并使用消毒干棉球按压针孔 30 秒,以避免出血。

治疗疗程:每次根据患者实际情况选择 1~2 穴,每周 1 次,2 周共计 2 次为 1 个疗程。

注意事项:进针操作过程中,应时刻注意针柄端有无出血,如有出血应当及时调整针刺方向,或者即刻出针并用消毒干棉球按压针孔约 3 分钟。特别提示:天牖操作时直刺及合谷刺手法宜轻、快,押手定位要求精准,合谷刺需配合押手定位,注意掌握合谷刺的角度和方向,切忌针刺角度过大或针刺过深。

五、病案分享

患者,女,42 岁,主诉右侧耳鸣如蝉鸣,伴听力下降 6 个月。曾于耳鼻喉科检查示右耳鼓膜无破损,电测听提示气传导 >90dB,骨传导 >60dB。曾予输液、口服银杏制剂治疗,未见明显好转,自发病以来,神清,精神弱,略焦虑,纳差,寐差,小便尚调,大便溏薄,舌质红,少苔,有齿痕,脉弦滑。

中医诊断:耳鸣耳聋,脾胃虚弱证。

西医诊断:神经性耳聋。

治法:疏风理筋,开窍通络。

穴位:听宫、天牖。

选穴依据:本例患者症状当属少阳经筋病,天牖、听宫分别为手足少阳于头面部的经筋结聚点,故选取二穴通调少阳经气血。

操作方法:具体操作方法同上。

疗程:每次根据患者实际情况选择1~2穴,每周1次,2周共计2次为1个疗程。本患者第1次完成针刺后间隔1周再次针刺,共2次。患者经治疗2次后,自觉耳部堵塞感消失,听力明显恢复,耳鸣症状减轻,仅在夜间安静状态下仍有少许细微耳鸣。

调养防护:注意休息,减少熬夜,避免去环境嘈杂的地方。

参 考 文 献

黄选兆,汪吉宝,孔维佳.实用耳鼻咽喉头颈外科学[M].2版.北京:人民卫生出版社,2008:1033-1037.

（吴融）

第九节　三叉神经痛

一、定义

三叉神经痛是指面部三叉神经分布区内反复发作的阵发性剧烈疼痛,历时数秒至数分钟不等。本病疼痛具有周期性,间歇期无症状,对口腔颌面"扳机点"的任何刺激可诱发疼痛,多发生于中老年人,女性多见,以上颌支和下颌支的发作为主,多发生于单侧,亦可双侧同时发病。

二、临床表现

疼痛常突然发作,呈刀割样、针刺样、撕裂样、烧灼样或闪电样剧烈疼痛,患者难以忍受。每次发作时间由仅持续数秒到 1~2 分钟骤然停止。初期起病时发作次数较少,间歇期亦长,数分钟、数小时不等,随病情发展,发作逐渐频繁,间歇期逐渐缩短,疼痛亦逐渐加重而剧烈。疼痛由面部、口腔或下颌的某一点(扳机点)开始扩散到三叉神经某一支或多支,偶可见双侧三叉神经痛。发作时间无定数,间歇期无任何症状,痛时伴有面部肌肉不自主抽动,说话、进食、漱口或刷牙时常可诱发。

三、常规治疗

（一）药物治疗

常用药物有卡马西平、苯妥英钠、拉莫三嗪等。可有药物的副作用，如嗜睡、精神抑制、粒细胞计数下降、药物性肝炎、剥脱性皮炎等。

（二）局部注射

常用的注射治疗药物有无水酒精、激素、利多卡因、肉毒素等，通过破坏神经节细胞、抑制神经冲动传导或减少神经冲动传入等途径，达到止痛的目的。

（三）手术治疗

主要有射频热凝术、三叉神经根微血管减压术、三叉神经根切断术和三叉神经脊髓束切断术等。

（四）放疗治疗

据报道，γ-刀治疗原发性三叉神经痛的有效率为 80%~90%，并能保留治疗侧面部的感觉。但该法受医院条件限制，并未普遍开展，且价格较高。

（五）中医药治疗

常用方剂有天麻钩藤饮、川芎茶调散、龙胆泻肝汤、失笑散等，而虫类药如全蝎、蜈蚣、僵蚕、地龙等常随证加减。

（六）针灸治疗

针灸治疗本病，止痛效果较好，副作用小。世界卫生组织（WHO）将三叉神经痛列入推荐针灸治疗的 43 个病症之一。常用的方法有针刺、艾灸、电针、拔罐、穴位注射等。

四、岐黄针疗法

治则:疏通筋络。

治法:通络止痛。

主穴:瞳子髎(眼支)、颧髎(上颌支)、夹承浆(下颌支)。

配穴:C_2夹脊、天牖。

方义:①瞳子髎:足少阳胆经穴,手足少阳、手太阳交会穴,穴位浅层分布三叉神经眼支,主治头面、眼目等疾患,故取之疏通局部经气。②颧髎:手太阳小肠经穴,手太阳、手少阳交会穴,《针灸甲乙经》谓"肿唇痛,颧髎主之"。该穴功能祛风消肿止痛,取之疏通局部经气。③夹承浆:经外奇穴,浅层有颏神经,颏动、静脉和颏下动、静脉,深层有面神经下颌缘支和下唇动脉分布。颏神经为下牙槽神经的终末支,下牙槽神经是三叉神经第三支(下颌神经)的分支,针刺可促进三叉神经功能活动的恢复。此外,该穴仍属足阳明胃经范围,遵"经脉所过,主治所及",可调节足阳明胃经气血。

操作方法:使用规格为 1.5 寸的岐黄针。①瞳子髎:患者侧卧位,局部常规消毒,术者刺手持针,飞针快速刺入皮下,向丝竹空透刺抵眶上缘,得气(患者觉酸胀感)后轻摇针柄,稍退出针,再向上明、阳白透穴,得气后出针,以无菌干棉球按压针孔 30 秒,以避免出血。②颧髎:患者仰卧位,局部常规消毒,术者刺手持针,飞针快速刺入皮下,然后以 60° 向迎香行合谷刺,得气后轻摇针柄,稍退出针,再向相同方向,以 30° 行合谷刺,得气后轻摇针柄,稍退出针,最后直刺颧髎抵颧骨,行输刺法,得气后出针,以无菌干棉球按压针孔 30 秒,以避免出血。③夹承浆:患者仰卧位,局部常规消毒,术者刺手持针,飞针快速刺入皮下,然后以 60° 往大迎方向行合谷刺,得气后轻摇针柄,稍退出针,再往相同方向,以 30° 行合谷刺,得气后轻摇针柄,稍退出针,直刺夹承浆抵下颌骨颏突,最后迅速出针并使用消毒干棉球按压针孔 30 秒,以避免出血。

治疗疗程:每次根据患者实际情况选择 1~2 穴,每周 2 次,2 周共计 4 次为 1 个疗程。

注意事项:进针操作过程中,应时刻注意针柄端有无出血,如有出血应当及时调整针刺方向,或者即刻出针并用消毒干棉球按压针孔约 3 分钟。操作时直刺及合谷刺手法宜轻、快,押手定位要求精准,合谷刺需配合押手定位,注意掌握合谷刺的角度和方向,切忌针刺角度过大或针刺过深。

五、病案分享

彭某,女,48 岁,因“左侧耳后疼痛,向左面部放射痛 2 天”就诊。患者既往有“右侧三叉神经痛”病史,曾接受针灸治疗好转后一直未有右侧疼痛复发。2 天前劳累后,觉左侧耳后、后枕部疼痛,自述"麻电样",发作时疼痛不可触碰,逐渐往左侧下颌区、颧部放射,精神一般。查体:左侧翳风、风池、颊车、颧髎压痛(+),翳风、风池按压时可诱发麻电痛。舌淡红苔薄白,脉弦。

中医诊断:痹证,气滞血瘀证。

西医诊断:三叉神经痛(上颌支、下颌支)。

治法:疏调经脉,通络止痛。

穴位:C_2 夹脊、颧髎(均左侧)。

选穴依据:患者虽面部有明显的放射痛,但疼痛尚不剧烈,而耳后、后枕部却为面部疼痛的原发点,且疼痛剧烈,不可触碰,故治疗立足于此,经筋辨证属太阳经筋病。颧髎为手太阳小肠经穴,C_2 夹脊穴通于督脉、膀胱经,两穴邻近病变局部,皆为经筋结聚点,故取之以发挥经穴的邻近治疗作用。

操作方法:具体操作方法同上。

疗程:岐黄针疗法常规 1 个疗程是 4 次,每周 2 次。两穴操作完毕后出针,患者即感左侧面部放射痛消失,耳后、后枕部麻痛明显缓解。本例患者经一次治疗而愈,随访未见复发。

调养防护:饮食清淡,避风寒,保持心情舒畅,避免劳累。

参考文献

1. Obermann M, Katsarava Z. Update on trigeminal neuralgia [J]. Expert Rev Neurother, 2009, 9（3）: 323-329.

2. 康鹏, 王双义, 肖文林, 等. 三叉神经痛的诊断和治疗进展 [J]. 中华临床医师杂志（电子版）, 2013, 7（24）: 11816-11820.

3. 曹庆文, 马玲. 三叉神经痛治疗现状与进展 [J]. 实用疼痛学杂志, 2008, 4（3）: 219-222.

（偶鹰飞）

第十节　肱骨外上髁炎

一、定义

肱骨外上髁炎即网球肘, 又称肱骨外上髁综合征、肱桡滑囊炎, 属于中医学"伤筋""肘劳"等范畴。临床表现以肱骨外上髁附近疼痛为主症, 局部无红肿, 在肱骨外上髁处有局限性压痛点, 肘关节屈、伸不受影响, 但前臂做旋转活动（如扭毛巾、螺丝）、端提重物或者做伸腕动作时, 可使局部疼痛加剧。

二、临床表现

本病初期,仅有肘关节外侧酸痛不适,疼痛呈持续渐进性发展,持重物以及做拧毛巾、扫地、端壶倒水等动作时疼痛加重,常因疼痛而致前臂无力,握力减弱,甚至持物落地,休息时疼痛明显减轻或消失。严重者,伸指及伸腕时即可诱发疼痛。肱骨外上髁处局限性压痛。

三、常规治疗

(一)西医治疗

西医对于肱骨外上髁炎的治疗可以分为保守治疗和外科手术治疗。保守治疗主要是通过休息、药物和冰敷等物理方法进行,以减轻疼痛。整体而言,保守治疗取得的治疗效果不是很令人满意,很难取得根治的效果。在保守治疗效果不佳,患者具备手术指征时可考虑外科手术治疗,主要采用各种小型的切开手术和关节镜手术。

(二)中医治疗

中医治疗肱骨外上髁炎的手段包括中药、推拿、针灸。中药内服多以养血通络、理气活血、祛风散寒为法,辨证拟方;还可运用活血化瘀药物进行外洗。推拿手法具有疏通经络、滑利关节、调和气血、理筋整复的作用。正如《医宗金鉴·正骨心法要旨》云:"按其经络,以通郁闭之气,摩其壅聚,以散瘀结之肿,其患可愈。"推拿手法能够促进局部血液循环的改善,加快病变组织的修复,进而有利于上肢功能恢复。针灸是目前临床上治疗肱骨外上髁炎的主要中医方法之一。传统针灸以舒经通络止痛为法,取穴以阿是穴、手三阳经腧穴为主,如曲池、手三里、合谷、支正、偏历、外关等,毫针针刺,平补平泻,可配合艾灸。

四、岐黄针治疗

治则:疏通筋络。

治法:通络止痛。

主穴:曲池。

配穴:手三里。

方义:"手阳明之筋,起于大指次指之端,结于腕……"手阳明经筋起于食指桡侧端,走行于腕部,沿手臂上行,走行于肘部外侧,再沿上臂上行,止于肩髃部。从经筋循行可以看出手阳明经筋主要走行于上肢伸面的桡侧部,支配肩、肘部的后伸、旋后和外展运动。当手阳明经筋所经过的相应组织受到伤害时,就会使肘部功能不能正常发挥。主要出现的结筋病灶点在肘部的肱骨外髁,曲池和手三里附近。针刺这些穴位能够有效解结,迅速缓解疼痛及活动障碍。

操作:患者取仰卧位,充分暴露穴位,使用安尔碘常规消毒局部穴位。从肱骨外上髁压痛点处(当曲池处），与皮肤呈 30°斜刺进针，针尖向手三里。待针下有抵触硬物感后，针尖抵至桡骨干时，轻轻摆动针尾并缓慢退针，退至 1/3 时，向左、右各 15°方向处分别进行上述操作。最后迅速出针并使用消毒干棉球按压针孔 30 秒，以避免出血。

治疗疗程：每次根据患者实际情况选择 1~2 穴，每周 1 次，2 周共计 2 次为 1 个疗程。

注意事项：进针操作过程中，应时刻注意针柄端有无出血，如有出血应当及时调整针刺方向，或者即刻出针并用消毒干棉球按压针孔约 3 分钟。操作时直刺及合谷刺手法宜轻、快，押手定位要求精准，合谷刺需配合押手定位，注意掌握合谷刺的角度和方向，切忌针刺角度过大或针刺过深。

五、病案分享

张某，女，52 岁，2017 年 9 月 21 日首诊。主诉：右肘部疼痛伴无力 3 个月余。患者 3 个月前抱小孩后出现右肘部疼痛，并向右前臂放射，后自觉前臂无力，无法拎取重物。查体：神清，精神可，肱骨外上髁处压痛（+）。Mills 试验（+），伸肌抗阻力试验（+），挤压试验（－），臂丛牵拉试验（－）。舌暗红，苔薄白，脉弦细。辅助检查：肘关节正侧位 X 线片（DR）未见明显异常。

中医诊断：肘劳，气滞血瘀证。

西医诊断：肱骨外上髁炎。

治法:舒经通络止痛。

穴位:右曲池。

选穴依据:本例患者辨证当属手阳明经筋病,故选取结筋病灶点——曲池进行治疗。

操作方法:具体操作方法同上。

疗程:本例患者第 1 次完成针刺后间隔 1 周再次针刺,共 2 次。经第 1 次治疗后患者疼痛明显减轻,经 2 次治疗后患者疼痛完全消失。

调养防护:嘱患者患侧手臂避免长时间提拎重物,减少旋转前臂和屈伸肘关节的活动。

参 考 文 献

张议元,杜元灏,熊俊. 针灸治疗肱骨外上髁炎的临床证据[J]. 时珍国医国药,2010,21(6):1473-1475.

（吴融）

第十一节　肱骨内上髁炎

一、定义

肱骨内上髁炎又称高尔夫球肘,是一种常见的运动损伤。本病一般多发于上肢体力劳动者或者是小球运动员和投掷运动员,尤其是高尔夫球运动员常发。发病年龄一般在 20~50 岁,主要原因是运动过程中上肢发力不当,导致肘关节长期劳损或者急性损伤。临床表现主要为患者手臂尺侧肌肉与肘关节内侧疼痛导致前臂屈肌群力量大幅度降低,功能受限。

二、临床表现

肱骨内上髁炎起病较缓,主要临床表现是肘关节内侧疼痛,劳累可诱发。疼痛为持续性,呈顿痛或酸痛,可放射到前臂内侧。严重时握力下降,拧毛巾时疼痛尤甚。关节局部无红肿,功能不受限。肱骨内上髁有局限性压痛。

三、常规治疗

(一)西医治疗

西医治疗包括保守治疗和手术治疗。保守治疗包括减少肘关节活动、物理治疗、支具制动,外涂止痛药,口服非甾体抗炎药、激素,局部封闭治疗等。手术则针对屈肌总腱进行剥离、松解。

(二)中医治疗

中医治疗主要以活血化瘀、舒筋通络止痛为主,包括辨证内服中药、外用中药,以及推拿、针灸等综合治疗手段。

四、岐黄针治疗

治则:疏通筋络。

治法:通络止痛。

主穴:小海。

方义:"手太阳之筋,起于小指之上,上结于腕,上循臂内廉,结于肘内兑骨之后。"(《太素·经筋》)手臂内侧的疼痛主要因太阳经筋不利。小海为手太阳经之合穴,小肠经气血在此汇合,既是手太阳经筋的结点,也是太阳、少阳、少阴经筋交汇处,故针刺此穴,不仅能调动太阳经气血,还能同时疏理太阳、少阳、少阴三经之经筋,达到活血养筋、通利止痛之效。

操作方法:患者取平卧位,暴露手肘,安尔碘常规消毒穴位局部。选用1.5寸岐黄针,顺着纵轴方向斜刺进针,待针尖抵至肱骨内上髁处后,缓慢退针,分30°行合谷刺。最后迅速出针并使用消毒干棉球按压针孔30秒,以避免出血。

治疗疗程:每次选择1穴,每周1次,2周共计2次为1个疗程。

注意事项:进针操作过程中,应时刻注意针柄端有无出血,如有出血应当及时调整针刺方向,或者即刻出针并用消毒干棉球按压针孔约3分钟。操作时直刺及合谷刺手法宜轻、快,押手定位要求精准,合谷刺需配合押手定位,注意掌握合谷刺的角度和方向,切忌针刺角度过大或针刺过深。

五、病案分享

陈某,男,41岁,因"握拳时左前臂疼痛2个月余"就诊。患者 2 个月前工作劳累后出现左前臂隐隐作痛,以左肘内侧疼痛最为明显,握拳时明显加重。当时自行购买止痛膏外贴,未见明显好转,遂至我处治疗。查体:神清,精神可,肱骨内上髁处压痛(+),Mills 试验(+),舌淡苔薄有瘀斑,脉弦。

中医诊断:肘劳,气滞血瘀证。

西医诊断:肱骨内上髁炎。

治法:活血养筋,通利止痛。

穴位:左小海。

选穴依据:本例患者辨证当属手太阳经筋病,故选取手太阳经筋结点小海进行治疗。

操作方法:具体操作方法同上。

疗程:第 1 次完成针刺后间隔 1 周再次针刺,共 2 次。经治疗 2 次后患者疼痛完全消失。

调养防护:治疗后嘱患者应适当减少上肢的活动,避免提重物等。另外,本病易因患者的工作、生活习惯等复发,因此,要嘱患者平时注意调整。

参 考 文 献

周卫东,张晓英,郭晓兵.实用运动医学研究[M].长春:吉林大学出版社,2012.

（吴融）

第十二节　腕管综合征

一、定义

腕管综合征是临床上最常见的导致正中神经损伤的疾患。腕管是由 8 块腕骨及其上方腕横韧带共同组成的骨性纤维隧道,其间有正中神经与 8 条肌腱通过。各种内科疾病导致腕管内容物水肿、静脉血淤滞,以及手腕部反复用力或创伤等原因,均可导致正中神经在腕管内受压,出现正中神经支配区感觉异常、疼痛等症状,称为腕管综合征。

二、临床表现

腕管综合征多累及优势手,临床表现为手指麻木疼痛,以拇指、食指、中指等正中神经分布区域为主,疼痛可向肘部及肩部放射,甩手后疼痛可减轻或消失。夜间症状明显,甚则痛醒。

三、常规治疗

(一)西医治疗

西医对腕管综合征的治疗原则是去除致病因素,解决炎症的产生原因,增加血液循环,促进组织修复与再生,恢复局部组织的动态平衡,减少压力的产生,使神经恢复活性水平,防止肌肉功能丧失。

治疗包括保守治疗与手术治疗。保守治疗包括夹板或石膏固定、局部封闭治疗、口服消炎药物、口服神经营养药物或物理治疗。对于经保守治疗无效或缓解后又再度复发者,可选择手术治疗。常用的手术方式有腕管切开松解减压术(OCTR)和内镜下腕管松解减压术(ECTR)。手术可以快速消除病变,增加腕管内空间,解除对神经的压迫。但手术并发症较多,易造成正中神经的损伤及手术瘢痕,影响腕部活动的灵活性。

(二)中医治疗

中医治疗包括辨证内服中药、外用中药熏洗、推拿疗法和针灸治疗。传统针灸治疗以温经化痰、通络止痛为主,以选取手厥阴经及局部经穴为主,多选取大陵、内关、尺泽、合谷、大椎为主穴治疗。瘀血阻络证可加心俞、膈俞;痰浊中阻配中脘、肺俞;大鱼际萎缩者加肺俞、鱼际。

四、岐黄针治疗

治则:疏通筋络。

治法:活血化瘀,舒筋通络。

选穴:大陵。

方义:手厥阴经筋"起于中指,与太阴之筋并行,结于肘内廉""其病当所过者支转筋"。大陵既是手厥阴之筋结点,又是手三阴经筋交会,一穴可结手三阴之筋。针刺此穴可治"两手挛不收"。

操作方法：患者取仰卧位，充分暴露患者手腕。以安尔碘常规消毒穴位，取 1.5 寸岐黄针，避开血管，紧贴掌长肌肌腱进针，针尖向劳宫 60° 左右斜刺，进针深度约 1~1.2 寸，局部麻胀感明显时稍退针，左右各旁开约 10° 分别再次进针，深度约 1~1.2 寸。最后迅速出针并使用消毒干棉球按压针孔 30 秒，以避免出血。

治疗疗程：每次根据患者实际情况选择 1~2 穴，每周 1 次，2 周共计 2 次为 1 个疗程。

注意事项：进针操作过程中，应时刻注意针柄端有无出血，如有出血应当及时调整针刺方向，或者即刻出针并用消毒干棉球按压针孔约 3 分钟。特别提示：进针时应紧贴肌腱旁，不可针刺肌腱，注意避开血管。操作时直刺及合谷刺手法宜轻、快，押手定位要求精准，合谷刺需配合押手定位，注意掌握合谷刺的角度和方向，切忌针刺角度过大或针刺过深。

五、病案分享

陈某，男，21 岁，因"右手麻木 3 个月余"就诊。患者 3 个月前无明显诱因开始出现右侧手指麻木，以右侧拇指、食指、中指为主，当时未予重视和治疗。后症状逐渐加重，至当地医院查腕部、颈椎 X 线片（DR）未见明显异常，予口服甲钴胺，局部微波治疗后，症状未见明显缓解。查体：神清，精神可。大鱼际肌未见明显萎缩,屈腕试验(+),Tinel 征(+),Phalen 试验(+)。挤压试验(-)。舌淡,苔薄白,脉涩。既往无特殊病史。

中医诊断:痹证,气滞血瘀证。

西医诊断:腕管综合征。

治法:活血化瘀,舒筋通络。

穴位:大陵。

选穴依据:本例患者辨证当属手三阴经筋病,而大陵既是手厥阴之筋结点,又是手三阴经筋交会,故选取此穴。

操作方法:具体操作方法同上。

疗程:每周治疗 1 次,2 周共计 2 次为 1 个疗程。患者经 2 次治疗后,症状明显缓解。1 个月后随访,无明显不适。

调养防护:应积极寻找造成此病的可能因素,调整工作和生活习惯,避免佩戴较紧的手表、腕带等,减轻腕部压迫。

参 考 文 献

冯仕明,高顺红.腕管综合征治疗研究进展[J].中国修复重建外科杂志,2011,25(5):628-630.

（吴融）

第十三节 腱鞘囊肿

一、定义

腱鞘囊肿是四肢关节附近的腱鞘或关节囊内滑液增多,并发生疝出而形成的囊性肿物,且囊内含有无色、血色或淡黄色胶冻样物质,以腕部、足背、腘窝等处多见。本病的发病率女性高于男性,多有外伤史或慢性劳损史。本病属于中医学"筋结""筋瘤"等范畴。

二、临床表现

腱鞘囊肿好发于腕背及腕掌面的桡侧,掌指关节的掌侧面,足背动脉附近等处,主要症状表现为局部肿块,小至米粒,大至乒乓球大不等,半球形,光滑,与皮肤无粘连,但附着于深处组织,活动性小,有囊性感,局部酸胀不适,握物或按压时可有痛感。

三、常规治疗

(一)西医治疗

西医对各类腱鞘囊肿的治疗方法包括保守治疗、手术治疗。保守治疗通常通过按压(如通过指压、重物压迫等)使囊肿破裂,或通过抽吸/注射,在抽吸囊液后注射硬化剂进行治疗。由于这些方法未破坏囊肿本身,故极易复发。在保守治疗无效的情况或多次复发的情况采取手术治疗。手术治疗包括传统开放式手术和关节镜等微创手术,通过剥离囊肿与周围组织并切除囊肿与关节囊连接处周围的一部分关节囊进行治疗。

(二)中医治疗

中医治疗手段主要以外治法为主,通过中药热敷局部、推拿、针灸等起到活血化瘀、理筋消肿的作用,使局部气血畅通,囊肿得消。

四、岐黄针治疗

治则:疏通筋络。

治法:活血化瘀,理筋消肿。

主穴:阿是穴。

方义:本病多因外伤、慢性劳损、反复机械性刺激而致局部经脉受损,导致局部气血受阻、血运不畅、痰凝血瘀而成本病,其病机主要与气、血、痰、瘀有关。治疗取穴以局部取穴为主,且选取病灶局部阿是穴,多位于囊肿边缘处,可以在局部周围按压找到。取之,可以疏通局部经络气血,活动通络,消肿止痛。

操作方法:使用安尔碘常规消毒局部穴位。根据病灶部位,选取不同体位。以腕背部腱鞘囊肿为例,患者取仰卧位,患侧手掌心向下自然放于身体一侧,手部下方用一折叠毛巾稍稍拱起,使手腕微屈,囊肿显露清楚。局部常规消毒,取患侧腕部阿是穴,多为阳池,用1.5寸岐黄针与皮肤呈30°斜刺进针,针尖指向指总伸肌腱,穿过病灶基底部,针刺深度约1寸,待患者自觉局部酸胀感明显时,轻轻摆动针尾并缓慢退针,退至1/3时,分别向肿块左右旁开约15°方向,分别进行上述操作。最后迅速出针并使用消毒干棉球按压针孔30秒,以避免出血。

治疗疗程:每次选择1穴,每周1次,2周共计2次为1个疗程。

注意事项:进针后尽量避免刺破囊肿,针尖方向朝向囊肿基底部行针;在进针过程中要注意针下如有抵触,就更换方向后再行针刺操作。操作时直刺及合谷刺手法宜轻、快,押手定位要求精准,合谷刺需配合押手定位,注意掌握合谷刺的角度和方向,切忌针刺角度过大或针刺过深。

五、病案分享

林某,女,25岁,因"左侧腕关节肿物1年"来诊。患者为一制衣厂女工,长期从事双手部精细活动。于1年前发现左侧手腕背部一肿物,如黄豆大小,质软,腕关节屈伸活动时会诱发局部疼痛,一直未予重视。后肿物逐渐增大,曾在当地诊所诊治,予外用药膏处理,效果不理想来诊。现左腕关节局部圆形肿块隆起,大小约1.5cm×1.5cm,外形光滑、边界清楚,表面皮肤可推动,无粘连,压之有少许痛感。肿块质硬坚韧,推之不移,腕关节背伸时易诱发疼痛,纳眠可,二便正常,舌红苔白,脉细。

中医诊断:筋痹,气虚血瘀证。

西医诊断:左侧腕关节腱鞘囊肿。

治法:活血化瘀,理筋消肿。

选穴:左侧阳池。

选穴依据:本病例辨证为手少阳经筋病,而阳池为筋结点。

操作方法:患者卧位,掌心向下平放于床上,局部消毒,取 1.5 寸岐黄针快速刺入皮下,然后针尖向阳溪方向斜刺,并从指总伸肌肌腱肿块下方通过,切勿刺穿囊肿(注:如此囊性结构正好位于阳池处,可于肿块边缘处进针),先行关刺,"直刺左右尽筋上,以取筋痹",针尖可紧贴月骨和头状骨处,然后将针退至进针点,再然后针尖与皮肤表面呈 15° 左右平刺,分别沿着肿块的两侧边缘行合谷刺,针刺深度约 1 寸。出针后按压针孔片刻,完成整个操作过程。注:在关刺和合谷刺的过程中,避免针尖穿透刺入囊壁。

疗程:每次选 1 穴,每周 1 次,2 周共计 2 次为 1个疗程。首次治疗出针后,患者即感左侧腕关节活动较前灵活轻松。1 周后复诊,囊肿已基本消失,复诊时继续维持治疗,4 周后随访,囊肿已完全消失。

调养防护:嘱患者近期减少腕关节长时间、频繁的活动,局部可适当热敷。

参 考 文 献

周卫东,张晓英,郭晓兵.实用运动医学研究[M].长春:吉林大学出版社,2012.

（张瑞琳 吴融）

第十四节 扳 机 指

一、定义

扳机指又称屈指肌腱狭窄性腱鞘炎。由于腱鞘通道的狭窄,肌腱活动时出现滞塞,而致手指屈伸受限,并伴有疼痛的发生。本病多见于手工劳动者,成人发病率男性多于女性,以拇指、中指、环指较为常见,右侧多于左侧。本病属于中医"伤筋""筋痹"范畴。

二、临床表现

扳机指起病较缓,初期仅有手指活动不灵活及局限性酸痛,于掌指关节掌侧可触及结节,病程逐渐发展,可见手指屈伸受限,弯曲患指时,突然停留在半弯曲位,手指既不能伸直,也无法屈曲,即"交锁现象",被动屈伸时,可闻及弹响声。

三、常规治疗

（一）西医治疗

西医治疗方法包括保守治疗和手术治疗。保守治疗多采用皮下注射类固醇皮质激素，配合口服解热镇痛剂，可达到较好的镇痛效果，但很容易复发，而且激素使用上相对有较多禁忌。保守治疗主要适用于症状轻、病程短的患者。若病程久、反复不愈，且疼痛剧烈，或经多种保守治疗效果不佳者，可采取手术治疗。

（二）中医治疗

中医治疗包括针刺、温灸、小针刀、按摩、熏洗等，具有疗效好、副作用小的特点。

四、岐黄针治疗

治则：疏通筋络。

治法：活血化瘀，理筋止痛。

主穴：阿是穴。

方义：阿是穴无固定名称，也无固定位置，以痛为输，有疏经通络，行气活血的作用。如《备急千金要方》言："有阿是之法，言人有病痛，即令捏其上，若里当其处，不问孔穴，即得便快成痛处，即云阿是，刺灸皆验，故曰阿是穴也。"扳机指的发病多因局部气血不畅，瘀血结于局部经筋而起。岐黄针针刺局部阿是穴，能够疏通局部气血，活血逐瘀，使瘀血得除,疼痛得解,经筋得濡养,使经筋恢复其束骨之用。

操作方法:患者取卧位,先在患指掌侧的掌指关节处寻找阿是穴,局部消毒后,取 1.5 寸岐黄针飞针法快速进针,垂直进入掌指关节的关节腔内,深度约0.5 寸,待局部酸胀感明显时,将针尖稍退出约 1/3,然后左右旁开 15°,分别沿掌指关节两侧的副韧带行合谷刺,深度约 0.3~0.5 寸,得气后即将针退出,最后用消毒干棉球按压针孔片刻,完成操作。

治疗疗程:每次选择 1 穴,每周 1 次,2 周共计 2次为 1 个疗程。

注意事项:进针操作过程中,应时刻注意针柄端有无出血,如有出血应当及时调整针刺方向,或者即刻出针并用消毒干棉球按压针孔约 3 分钟。操作时直刺及合谷刺手法宜轻、快,押手定位要求精准,合谷刺需配合押手定位,注意掌握合谷刺的角度和方向,切忌针刺角度过大或针刺过深。

五、病案分享

陈某,中年女性,因"右拇指疼痛,屈伸受限 2 个月"来诊。患者平素用电脑鼠标较多,2 个月前开始出现右拇指疼痛,自行在家外敷活络油效果不明显,后逐渐出现疼痛加重,拇指关节屈伸受限。症见:右拇指屈伸受限,用力屈曲时会诱发疼痛,在伸直时又无法打开,需辅助或坚持片刻方可突然弹起,纳眠可,二便正常。查体:患侧手指局部关节处肤色肤温未见异常,拇指间关节不能完全屈曲,被动活动关节时会诱发疼痛,伸直受限,在拇指掌指关节内侧靠近指蹼缘处有一明显压痛点。舌红苔白,脉弦。

中医诊断:筋伤,气滞血瘀证。

西医诊断:右侧拇指屈肌腱狭窄性腱鞘炎。

治法:活血化瘀,理筋止痛。

穴位:局部阿是穴。

选穴依据:阿是穴无固定名称,也无固定位置,以痛为输,有疏经通络,行气活血的作用。

操作方法:坐位,取右侧拇指掌指关节内侧指蹼缘处的痛点作为"阿是穴",局部常规消毒。取1.5寸岐黄针飞针手法快速进针,垂直进入掌指关节的关节腔内,深度约0.5寸,待局部酸胀感明显时,将针退至进针点皮下,然后左右旁开10°,分别沿掌指关节两侧的副韧带行合谷刺,深度约0.5寸,得气后即将针退出,然后用消毒干棉球按压针孔片刻,完成操作。

疗程:第1次完成针刺后间隔1周再次针刺,共2次。1周后复诊,疼痛明显减轻,活动较前灵活,卡顿减少;第2次治疗后,症状继续缓解。1个月后随访,疼痛消失,手指活动灵活。

调养防护:嘱其治疗期间减少右手拇指关节活动,如电脑操作等。

参考文献

朱国文,金杰,吕一,等.屈指肌腱狭窄性腱鞘炎的诊治研究进展[J].中国正骨,2008,20(11):70-72.

（陈振虎 吴融）

第十五节 呃 逆

一、定义

呃逆,俗称"打嗝",先秦至两汉时期称为"哕",是由膈肌和其他呼吸肌突发的不自主强有力痉挛性收缩引起,继而出现声门突然关闭而终止,伴发短促而有特征性的"呃、呃"声。短时间呃逆大多可以自行缓解或通过物理方法终止,持续时间超过48小时的呃逆称为顽固性或持续性呃逆。

二、临床表现

呃逆多有情志刺激、受惊、饮食等诱发因素,起病多较急。气逆上冲,喉间呃呃连声,声短而频,不能自主,其呃声或高或低,或疏或密,间歇时间不定;常伴有胸膈痞闷,胃脘不适,情绪不安等。

三、常规治疗

（一）保守治疗

1. 神经干扰或刺激　如 Valsalva 动作（深吸气后屏气，再用力做呼气动作 10~15 秒）、按摩颈动脉窦、按压眼球等以刺激迷走神经。

2. 药物治疗　①作用于特殊受体的药物，如多巴胺受体拮抗剂多潘立酮、甲氧氯普胺等。② GABA-B 受体激动剂：常用药物为巴氯芬，可抑制兴奋性氨基酸的释放，被认为是治疗脑梗死引起的顽固性呃逆疗效最好且不良反应较小的药物。③抗精神病药：如氯丙嗪、氟哌啶醇等。④抗癫痫药：如丙戊酸钠、加巴喷丁、卡马西平等。⑤钙离子拮抗剂，如硝苯地平等。⑥抑酸药：如奥美拉唑等。⑦中枢兴奋药，如哌甲酯等。⑧麻醉药物：如利多卡因、丙泊酚等。

（二）手术治疗

膈神经是呃逆反射的重要传出通路，故阻断膈神经的传导可以终止呃逆。但该方法可能导致膈肌功能永久丧失，如喉返神经同时被阻滞，可导致呼吸困难而发生意外，因此选择此类手术应慎重。

（三）中医治疗

中医治疗包括中药及针灸治疗。中药治疗呃逆，多以理气和胃、降逆止呃为治则，常用方剂有丁香柿蒂汤、旋覆代赭汤、橘皮竹茹汤等。针灸治疗有毫针针刺、穴位注射、头针与体针结合、电针、灸法、耳针、穴位埋线等多种方法。

四、岐黄针治疗

治则:疏通筋络。

治法:理气和胃,降逆止呃。

主穴:中脘、膈俞、胆俞。

方义:①中脘穴:胃之募穴,属八会穴之腑会,手太阳、少阳、足阳明与任脉之交会穴。《针灸大成》曰:"主伤暑,及内伤脾胃,心脾痛,疟疾,痰晕,痞满,翻胃,能引胃中生气上行。"东垣曰:"气在于肠胃者,取之足太阴、阳明;不下者,取之三里、章门、中脘。"故取中脘可治一切腑病,尤以胃的疾患为先,具有疏导中焦气机、益气建中之功。②膈俞:八会穴之血会。《灵枢·口问》云:"谷入于胃,胃气上注于肺。今有故寒气与新谷气,俱还入于胃,新故相乱,真邪相攻,气并相逆,复出于胃,故为哕。"《灵枢·经脉》云:"肺手太阴之脉……还循胃口,上膈属肺。"膈居于肺、胃之间,若肺失肃降或胃气上逆,皆可致膈间气机不畅,逆气动膈。故取膈俞调畅上下,疏导气机,活血化瘀,可用于顽固性呃逆,久病血络瘀滞者。③胆俞:足少阳胆之背俞穴,是胆腑的经气输注体表的部位。《素问·六节藏象论》曰:"脾、胃、大肠、小肠……此至阴之类,通于土气。凡十一脏,取决于胆也。"足少阳胆主半表半里,转枢表里内外气机,取之以调和阴阳,疏利三焦。

操作方法:使用 1.5 寸岐黄针。①中脘:患者仰卧位,局部常规消毒,术者压手拇食指置于穴位两侧,刺手持针,以飞针法快速刺入皮下,然后针尖向上脘方向斜刺 1 寸左右,患者觉酸胀感后轻摇针柄,稍退出针,再以 30°向双侧承满做合谷刺,深度均为 1 寸,最后迅速出针并使用消毒干棉球按压针孔30 秒,以避免出血。②膈俞:患者俯卧位,局部常规消毒,术者以刺手持针,飞针法快速刺入皮下,直刺深度约 0.8~1 寸,得气后轻摇针柄,稍退出针,沿人体纵轴上下 30°行合谷刺,进针深度约 1 寸,得气后出针,以无菌干棉球按压针孔片刻。③胆俞:操作同膈俞。

治疗疗程:每次根据患者实际情况选择 1~2 穴,每周 2 次,4 次为 1 个疗程。呃停即止。

注意事项:进针操作过程中,应时刻注意针柄端有无出血,如有出血应当及时调整针刺方向,或者即刻出针并用消毒干棉球按压针孔约 3 分钟。特别提示:膈俞、脾俞押手定位要求精准,合谷刺需配合押手定位,注意掌握直刺及合谷刺的角度和方向,切忌针刺角度过大或针刺过深。

五、病案分享

张某,中年男性患者,间断性呃逆 20 余年,屡经内科、针灸科行各种治疗,症状时轻时重。近 1 个月持续性呃逆发作,甚则连续抽动,严重影响工作生活。舌淡红,苔白腻,脉弦。

中医诊断:呃逆,胃气上逆证。

西医诊断:膈肌痉挛。

治法:理气和胃降逆。

穴位:中脘、膈俞、胆俞。

选穴依据:①中脘:胃之募穴,属八会穴之腑会,手太阳、少阳、足阳明与任脉之交会穴。②膈俞:调畅上下,疏导气机,活血化瘀,可用于顽固性呃逆,久病血络瘀滞者。③胆俞:足少阳胆之背俞穴,是胆腑的经气输注体表的部位。足少阳胆主半表半里,转枢表里内外气机,取之以调和阴阳,疏利三焦。

操作方法:具体操作方法同上。

疗程:岐黄针疗法常规 1 周 2 次,4 次为 1 个疗程。初诊第 1 次取中脘,治疗后患者呃逆即止,嘱患者忌食生冷及辛辣刺激性食物。患者于 3 日后复诊,述经治疗后未再出现呃逆,但昨晚临睡前进食冰西瓜后,开始再次出现呃逆,整晚未停歇。遂于当日一早即来复诊,取双侧膈俞,操作手法同前所述。治疗操作结束后,呃逆频率明显减少。嘱患者忌食生冷及辛辣刺激性食物,2 日后复诊。三诊时患者仍有少许呃逆,以下午 4 点以后多见,夜间睡眠后消失,每次持续时间长则 10 分钟左右,短则几秒。取双侧胆俞。经第 3 次治疗后,呃逆完全消失。2 周后患者再次来诊,诉自觉无碍,后未来就诊。

调养防护:该患者经 3 次岐黄针治疗后病情得

到一时性控制,然毕竟病程多年,脾胃虚弱,治疗后仍需注意饮食宜忌及调理脾胃,防止复发。

参 考 文 献

1. Friedman NL. Hiccups:a treatment review[J]. Pharmaco-therapy,1996,16(6):986-995.

2. Ramírez FC,Graham DY. Treatment of intractable hiccup with baclofen:results of a double-blind randomized,controlled,cross-over study[J]. Am J Gastroenterol,1992,87(12):1789-1791.

（偶鹰飞）

第十六节　胁　痛

一、定义

胁痛是以一侧或两侧胁肋部疼痛为主的病证,又称胁肋痛、季肋痛或胁下痛。各种原因如肋间神经痛、急慢性肝炎、肝硬化、胆囊炎、胆石症、胆道蛔虫症、胸膜炎等,都可引起胁痛。

二、临床表现

胁痛发病与情志不遂、饮食不节、跌仆损伤、久病体虚等有关,主要临床表现为一侧或两侧胁肋疼痛,疼痛性质可表现为刺痛、胀痛、隐痛、闷痛或窜痛等,可伴有胸闷、腹胀、嗳气呃逆、急躁易怒、口苦纳呆、厌食恶心等。

三、常规治疗

(一)西医治疗

西医认为胁痛的发生,与多种原因有关,治疗也应在明确病因的情况下,有针对性地选择治疗方案。如肋间神经痛属于神经病理性疼痛,临床选用止痛药、抗抑郁药等来治疗,但存在使用后胃肠道反应、头痛、头晕、四肢无力、视觉减退、呕吐等副作用,患者难以长期服用。

(二)中医治疗

中医理论对痛症的病因病机多概括为"不通则痛"和"不荣则痛"。此外,文献材料也指出导致肋间神经痛的病因病机为气滞血瘀、湿热内蕴、肝气郁结、脉络失养。一般药物以行气、止痛为主,此外再予活血化瘀、养血柔肝、疏肝解郁等药,不同病症运用不同药物治疗。针灸是治疗胁痛非常有效的手段,治疗上以疏肝理气、通络止痛为主,以足厥阴、手足少阳经穴为主,多选取期门、太冲、支沟、阳陵泉为主穴,并根据临床证型予以配穴。

四、岐黄针治疗

治则:疏通筋络。

治法:疏肝理气,通络止痛。

主穴:阿是穴、京门、章门。

方义:局部气血瘀阻,不通则痛,故选用局部阿是穴活血化瘀,舒筋止痛。足少阳经筋"其直者,上乘胁季胁",从髂嵴上腹抵季胁,布胸膺。京门、章门为足少阳、足阳明经筋交结点,针刺可疏理两筋结聚,以治胁下积聚、胁下满。

操作方法:患者取仰卧位,充分暴露胁肋部。安尔碘常规消毒。选取1.5寸岐黄针,从选取的穴位平刺进针,保持针尖在皮下组织,待针尖抵触到相应肋骨后缓慢退针,然后针尖方向沿肋骨的上、下缘平刺做合谷刺。最后迅速出针并使用消毒干棉球按压针孔30秒,以避免出血。

治疗疗程:每次根据患者实际情况选择1~2穴,每周1次,2周共计2次为1个疗程。

注意事项:进针操作过程中,应时刻注意针柄端有无出血,如有出血应当及时调整针刺方向,或者即刻出针并用消毒干棉球按压针孔约3分钟。操作时直刺及合谷刺手法宜轻、快,押手定位要求精准,合谷刺需配合押手定位,注意掌握合谷刺的角度和方向,切忌针刺角度过大或针刺过深。

五、病案分享

张某,中年女性,因左侧胁肋部广泛疱疹,来皮肤科门诊求治,考虑为带状疱疹,即予中药内服,同时配合抗病毒治疗。经治后局部疱疹结痂愈合,但遗留左侧胁肋部疼痛,持续发作,呈针刺、烧灼样疼痛,皮肤科予普瑞巴林配合局部针灸治疗后,症状缓解,但患者服药后出现胃痛不适,停止服药后疼痛再次发作。现症见:情绪焦躁,诉左胁肋部持续疼痛,针刺、烧灼样,身体转动或衣物接触摩擦时均可诱发疼痛加重,患者寝食难安,伴有胃部隐痛不适感,胃纳可,眠差,二便正常。查体:左侧胁肋部肤温稍高,局部皮肤有斑片状色素沉着,轻触即可引起广泛性疼痛。舌红苔白略腻,脉弦细。既往有高血压病史多年,一直服用药物控制,具体不详。

中医诊断:胁痛,湿热蕴结证。

西医诊断:带状疱疹后遗神经痛。

穴位:取左侧章门、脾俞。

选穴依据:章门为肝经的经穴,同时为脾经的募穴,也是八会穴之脏会,而脾俞为脾的背俞穴。二穴配伍,可疏通局部气机,使气血运行通畅;同时俞募合用,可以加强健脾化湿、疏肝理气之效。此外,背俞穴邻近脊神经后根,故针刺可以改善相应神经节段的感觉障碍,还可兴奋交感神经节,调节周围自主神经,并改善脊神经根处的血液循环,调节相应脊神经及交感干的生理功能。

操作方法:患者取右侧卧位,局部穴位常规消毒,取1.5寸岐黄针以飞针法快速刺入皮下,先行输刺法,针刺深度约0.8~1寸,得气后将针退至进针点,然后针尖向同侧京门和第10肋下缘行合谷刺,最后迅速出针并使用消毒干棉球按压针孔30秒,以避免出血。脾俞穴的操作,直刺进针深度约0.8~1寸,然后沿人体脊柱纵轴行合谷刺。最后迅速出针并使用消毒干棉球按压针孔30秒,以避免出血。

疗程:第1次完成针刺后间隔1周再次针刺,共2次。第1次治疗出针后嘱患者活动肢体,患者诉左侧胁肋部疼痛消失,仅自觉脾俞有少许酸痛感,活动后消失。2次治疗后症状明显缓解,1个月后随访无明显不适。

调养防护:注意休息,畅情志,饮食清淡,避免辛辣刺激食物。

参 考 文 献

史玉泉,周孝达.实用神经病学[M].3版.上海:上海科学技术出版社,2005.

(吴融)

第十七节 排尿功能障碍

一、定义

广义的排尿功能障碍是指各种原因引起的排尿异常,以尿失禁、尿潴留、尿频尿急、排尿困难等为主要症状的症候群。本篇主要论述岐黄针治疗的精癃及癃闭。两者多见于老年男性,其中癃闭还可见于产后妇女及手术后患者。

二、临床表现

"癃闭"表现为尿液排出困难,小便不利,点滴不畅;或小便闭塞不通,尿道无涩痛,小腹胀满。"精癃"初期表现为尿频,尤其夜尿次数增多,渐有排尿困难,余溺不尽,严重时可有尿闭或小便失禁。

三、常规治疗

(一)西医治疗

对于尿潴留的患者,首先要明确诊断,判定是机械性梗阻还是动力性梗阻。如果是机械性梗阻,应积极治疗原发病,针灸推拿等疗法可以作为辅助手段协助临床治疗。如果是动力性梗阻,可以采用诱导法,例如给患者听流水的音乐、用适度的温水冲洗会阴部等,通过刺激排尿中枢,诱导患者形成尿意。

另外,还可以指导患者进行相关肌肉的训练,如反复做腹肌的收缩、松弛的交替锻炼,或者对患者盆底肌群做生物反馈康复训练,刺激相关核心肌群,促使患者排尿。

(二) 中医治疗

运用中医也能取得良好的疗效。

1. **针刺**　可以对关元、三阴交、阴陵泉、中极等穴位进行针刺,或者辅以电针治疗,促进患者排尿。

2. **艾灸**　《备急灸法》云:"转胞不得溺,取关元、曲骨……转胞、小便不通、烦闷气促,用盐填脐中,大艾炷灸三七壮,未通更灸,已通即住。"可以在关元、归来、曲骨等病灶附近的腧穴做隔姜灸,温通膀胱,增强其气化功能。

3. **按摩**　对小腹进行摩法操作后,在人体正中线上,脐中下 2.5 寸处沿垂直方向行拇指压法,通过刺激膀胱,促进患者排尿。

四、岐黄针治疗

治则:疏通筋络。

治法:调理膀胱,行气通闭。

主穴:腰俞、会阳。

方义:腰俞属督脉,位于后正中线上,适对骶管裂孔。《备急千金要方》云:"月闭溺赤,脊强互引反折,汗不出,刺腰俞。"腰俞能清热除湿、温阳散寒。会阳属膀胱经,位于骶部尾骨端旁开 0.5 寸处。膀胱经在此汇聚督脉的阳气,循经下行,散发水湿。二者合用,可增大阳热之气,提高膀胱气化能力,通利小便。

操作方法:患者取俯卧位,局部常规消毒。①腰俞:术者押手置于腰俞旁,右手持1.5寸岐黄针以飞针手法快速刺入皮下,然后针尖朝长强方向斜刺,进针约0.5~1寸。患者局部感觉酸胀感后轻轻摆动针柄,最后迅速出针并使用消毒干棉球按压针孔30秒,以避免出血。②会阳:患者取俯卧位,局部常规消毒。术者押手拇食指分置于会阳两侧,稍稍用力下压,右手将针快速刺入皮下,针尖往长强方向斜刺,进针0.8~1.2寸,最后迅速出针并使用消毒干棉球按压针孔30秒,以避免出血。

治疗疗程:每次根据患者实际情况选择1~2穴,每周2次,共计2次为1个疗程。

注意事项:进针操作过程中,应时刻注意针柄端有无出血,如有出血应当及时调整针刺方向,或者即刻出针并用消毒干棉球按压针孔约3分钟。操作时直刺及合谷刺手法宜轻、快,押手定位要求精准,合谷刺需配合押手定位,注意掌握合谷刺的角度和方向,切忌针刺角度过大或针刺过深。急性尿潴留,膀胱过度充盈时,在治疗1小时后仍无法排尿者,应立即导尿。针刺前和患者做好沟通工作,消除患者紧张的情绪。

五、病案分享

赵某,女,74 岁,因 3 周前行肺部肿瘤手术后出现小便障碍,术后一直留有尿管,其间曾尝试拔除尿管 2 次,均不能排小便,患者自己无尿意,腹部 B 超示膀胱残余尿量约 800ml。曾在住院期间行针灸治疗 3 次(每日 1 次),根据患者描述当时所取穴位可能主要是小腹部的中极、水道及下肢阴陵泉、三阴交等。来诊时见面色萎黄,自觉腹胀,腹部膨隆,无尿意,留有尿管,舌红苔白,脉沉弦。既往有慢性浅表性胃炎史,害怕针灸。

中医诊断:癃闭,肾气不足证。

西医诊断:术后尿潴留。

穴位:腰俞、会阳。

选穴依据:腰俞属督脉,能清热除湿、温阳散寒。会阳属膀胱经,而膀胱经在此汇聚督脉的阳气,循经下行,散发水湿。二者合用,可增大阳热之气,提高膀胱气化能力,通利小便。

操作方法:患者取俯卧位,局部消毒。腰俞透长强,左手拇食指分置于腰俞穴两侧,右手持 1.5 寸岐黄针以飞针手法快速刺入皮下,然后针尖向长强方向平刺,进针约 0.8~1.2 寸,患者局部感觉酸胀感明显并向会阴部放射时,轻轻摆动针柄将针退至皮下,然后左右旁开各 15°,沿尾骨两侧紧贴尾骨斜刺,深度约 1~1.2 寸,患者局部有酸胀感并向会阴放射时,轻轻摆动针柄将针退至皮下出针。最后迅速出针并使用消毒干棉球按压针孔30秒,以避免出血。

会阳透长强,左手拇食指分置于会阳两侧,右手持1.5寸岐黄针以飞针手法快速刺入皮下,然后针尖向长强方向斜刺,进针约0.8~1.2寸,患者局部感觉酸胀感明显并向会阴部放射时,轻轻摆动针柄将针退至皮下。最后迅速出针并使用消毒干棉球按压针孔30秒,以避免出血。腰俞透长强时针体紧贴尾骨,为输刺;两侧会阳向长强针刺时,体现的是另一种形态的"合谷刺",呈倒八字形态,在保证安全的前提下,针尖应尽量向尾骨尖抵刺,体现输刺的效果。

疗程:岐黄针疗法常规治疗为1周2次,4次为1个疗程。首次治疗为腰俞透长强,第2次治疗取会阳透长强,第3次与第4次治疗重复第1、2次的治疗方案。治疗第2次后有明显尿意;第3次治疗后拔除尿管,当日下午治疗结束至晚间,共小便3次;第4次治疗结束后停止治疗。后电话回访小便已正常,未再诉腹部胀满。

调养防护:指导患者做尿道括约肌的控制训练,加强盆底相关核心肌群力量。

参 考 文 献

1. 鲁功成,曾甫清. 现代泌尿外科学[M]. 武汉:湖北科学
   技术出版社,2003:394-395.

2. 徐福松. 徐福松实用中医男科学［M］. 北京:中国中医药
　　出版社,2009:107-110.

（许铠瀚）

第十八节　带状疱疹

一、定义

　　带状疱疹是机体感染水痘-带状疱疹病毒（VZV）后,病毒潜伏在脊神经后根的神经组织中,当患者免疫功能低下时,VAV可以再次被激活,病毒沿着周围神经纤维移行到皮肤而发生急性皮损,表现为红斑、水疱并见,沿周围神经分布并伴有神经性疼痛的病毒性皮肤病。

　　带状疱疹后遗神经痛是带状疱疹最常见的并发症之一,是指带状疱疹患者在经过治疗后皮损消失,但在皮损局部出现的一种持续性或阵发性的神经病理疼痛。大多数带状疱疹患者经过治疗后,皮损恢复,疼痛消失;但有部分患者在疱疹愈合后受损皮肤区域出现疼痛,持续时间超过1个月,即成为后遗神经痛。

二、临床表现

　　皮疹出现前,常先有皮肤刺痛或灼热感,可伴有

· 168 ·

周身轻度不适、发热。皮损多为绿豆大小的水疱,簇集成群,疱壁较紧张,基底色红,常单侧分布,排列成带状。严重者,皮损可表现为出血性,或可见坏疽性损害。皮损发于头面部者,病情往往较重。自觉疼痛明显,可有难以忍受的剧痛或皮疹消退后遗疼痛。

三、常规治疗

(一)西医治疗

西医治疗包括药物治疗和手术治疗。保持皮损部皮肤清洁干燥,防止不良因素刺激患处。可在患处外涂阿昔洛韦等药物,而带状疱疹疼痛者可口服非甾体抗炎药,如布洛芬。另外,还可以予维生素B_{12}营养神经。

手术治疗包括脑神经介入疗法、脊神经介入疗法、交感神经介入疗法、神经调制。手术治疗在保守治疗效果不佳的时候使用。

(二)中医治疗

中医治疗带状疱疹的方法有很多,主要以清热解毒、活血化瘀止痛为主,有针刺疗法、艾灸疗法、刺络放血疗法、中药内服及外用等方法,均效果良好。近几年来,随着对带状疱疹治疗方法研究的深入,创造出了更多更有效的治疗方法。大多数疗法已不再是单一的方法,而是将多种方法进行结合,如针刺结合艾灸、针刺结合拔罐或者火针结合放血等。

四、岐黄针治疗

治则:疏通筋络。

治法:清热解毒,通络止痛。

主穴:局部取穴。

配穴:相应节段的夹脊穴。根据患者带状疱疹分布的位置,在其相应的夹脊穴针刺。如患者出现三叉神经节段则取 C_2 夹脊穴,在胁肋部则取 T_{11} 夹脊穴。

方义:"治在燔针劫刺,以知为数,以痛为输。"(《灵枢·经筋》)针刺局部穴位直接作用于病变部位,疏通经络,扶正祛邪,发挥活血化瘀、通络止痛之功效。《素问·缪刺论》有云:"邪客于足太阳之络,令人拘挛背急,引胁而痛,刺之从项始数脊椎侠脊,疾按之应手如痛,刺之傍三痏,立已。"可见,针刺夹脊穴能够调畅气血,以清解毒热。

操作方法:根据患者带状疱疹位置选取合适的体位,以能够充分暴露疱疹为宜。安尔碘常规消毒穴位局部。根据部位不同选用1.5寸或2寸岐黄针在带状疱疹基底处,皮下斜刺进针,行小幅度扫散后,退针约1/3,左右旁开适宜角度行同样动作。针刺夹脊穴时,行输刺法,针刺深度约0.8~1寸,然后沿身体纵轴方向上下旁开30°行合谷刺。最后迅速出针并使用消毒干棉球按压针孔30秒,以避免出血。

治疗疗程:每次根据患者实际情况选择 1~2 穴,一般不超过 3 个穴位,每周 2 次,2 周共计 4 次为 1 个疗程。

注意事项:进针操作过程中,应时刻注意针柄端有无出血,如有出血应当及时调整针刺方向,或者即刻出针并用消毒干棉球按压针孔约 3 分钟。直刺及合谷刺操作,押手定位要求精准,合谷刺需配合押手定位,注意掌握合谷刺的角度和方向,切忌针刺角度过大或针刺过深。

五、病案分享

樊某,女,39 岁,因"右侧前额疼痛 4 个月余"就诊。患者 4 个月前劳累后右侧眼眶上缘出现簇状疱疹,伴疼痛,呈电击样疼痛,触碰时加重。至当地医院予口服及外涂阿昔洛韦后,疱疹逐渐结痂消失,但疼痛未见明显好转。今为求诊治而就诊我处。查体:神清,精神可,右侧前额压痛(+),舌红,苔稍黄腻,脉滑。既往无特殊病史。辅助检查:头颅 CT 平扫未见明显异常。

中医诊断:蛇串疮,湿热证。

西医诊断:带状疱疹后遗神经痛。

治法:清热解毒,通络止痛。

穴位:右侧瞳子髎、C_2 夹脊穴。

选穴依据:本例患者辨证当为少阳经筋病,局部取筋结点瞳子髎、C_2 夹脊穴可以通调头部气血。

操作方法：患者侧卧位，常规消毒穴位，取 1.5
寸岐黄针从瞳子髎进针，平刺向鱼腰，进针深度约 1
寸，然后轻轻摆动针柄退出约 1/3，再将针尖朝阳白、
上明方向行合谷刺，进针深度约 1~1.2 寸，局部酸胀
感明显时轻轻摆动针柄退针。最后迅速出针并使用
消毒干棉球按压针孔 30 秒，以避免出血。

C_2 夹脊穴进针方向斜刺，深度约 0.8~1 寸，局
部酸胀感明显时，将针身退出约 1/3，然后再将针尖
向 C_1 和 C_3 方向斜刺，进针深度 0.8~1 寸，局部酸胀
感明显时，轻轻摆动针柄退出，出针后按压针柄片刻
即可。

注意事项：面部血管丰富，进针时针下有阻力
时，可适当改变针刺方向，避免刺伤血管，且出针后
应按压针孔 3 分钟，以免皮下出血。

疗程：岐黄针疗法常规 1 个疗程 4 次，每周 2 次。
经 2 次治疗后，症状持续缓解。1 个月后随访，疼痛
消失。

调养防护：调整生活作息，避免过度劳累，忌辛
辣刺激食物。

参 考 文 献

张学军. 皮肤性病学［M］. 北京：人民卫生出版社，2013，138.

（陈振虎　吴融）

第十九节　痉证（肌张力增高）

一、定义

《张氏医通·诸风门·痉》云："痉，强直也，谓筋之收引紧急。"凡是经筋强直的疾病或症状均可称为痉证。兼外感者可有恶寒发热、汗出、肢体酸重、头痛，甚至高热、神昏谵语等症状，称为风痉、刚痉、阳痉、三阳痉、阳明痉、热痉、疫痉等；内伤者可有四肢麻木、抽搐或筋惕肉眴、头目眩晕、神疲气短、低热等症状，称为柔痉、阴痉、三阴痉、风痰痉等。

本病相当于西医学所称的"肌张力增高"。肌张力是维持身体各种姿势以及正常运动的基础。维持正常肌张力的初级中枢在脊髓，同时又受脊髓以上的中枢调节。肌张力增高是中枢神经系统疾病的常见并发症，发病率达80%。肢体肌张力增高会引起相应的异常运动模式和（或）关节的僵硬畸形，阻碍患者运动功能的恢复，严重影响患者的日常生活自理能力。脊髓以上中枢神经系统损伤及受累的常见疾病包括脑瘫、脑炎、脑膜炎、脑出血、蛛网膜下腔出血、脑梗死、脑外伤、脑积水、脊髓损伤等。虽然在部分疾病中，肌张力增高是中枢神经系统恢复的必然阶段，但过高的肌张力状态同样不利于患者形成良好的运动模式，因此降低肌张力治疗,同样有利于患者的康复及生活质量的提高。

二、临床表现

临床表现为筋肉紧张度增高,肢体强直、活动困难,或出现重复的不自主运动和异常扭转姿势,呈头部前倾,躯干前屈,上肢前臂内收,肘关节屈曲,腕关节强直,掌指关节屈曲的特殊姿势等。

三、常规治疗

(一)西医治疗

1. **预防性干预** 去除诱因及良姿位摆放。

2. **运动疗法** 神经发育疗法,如 Bobath 技术、Brunnstrom 技术等,以及运动再学习方案。

3. **药物疗法** 口服巴氯芬、替扎尼定,以及肌内注射 A 型肉毒毒素。

4. **手术治疗** 选择性脊神经后根切断术、跟腱延长术等。

5. **物理治疗** 如应用上肢或下肢矫形器矫正痉挛。

(二)中医治疗

1. **中药治疗** 中药辨证内服,常用方剂有羚羊钩藤汤、天麻钩藤汤、镇肝熄风汤、地黄饮子、大定风珠等;或应用中药外治法,如中药熏蒸、中药足浴。

2. **针灸治疗** 具有疏通经络、调畅气血的功能。可应用体针、电针、腹针、头针、浮针、针药合用、针刀等各种方法。

四、岐黄针治疗

治则:疏通筋络。

治法:疏通经络,缓筋解痉。

主穴:肩前、尺泽、居髎、膝阳关。

配穴:肘伸肌肌张力高取天井,腕伸肌肌张力高取阳池,股内收肌肌张力高取箕门,股四头肌肌张力高取髀关。

方义:①肩前:经外奇穴,肩周疾病特效穴,附近有肱二头肌长头肌腱、腋动脉及臂丛神经。针刺该穴可有效缓解肩前肌群紧张、血管神经性水肿,减轻肩痛。②尺泽:手太阴肺经合穴,《备急千金要方》中别名称"鬼受",《千金翼方》称"鬼堂"。《外台秘要》载该穴主治"手足挛瘈惊",《针灸大全》述该穴主治"手指拘挛,伸缩疼痛,手足挛急,屈伸艰难,老人虚损,手足转筋,不能举动"。因此,该穴可有效缓解上肢,特别是肘屈肌的肌张力增高。③居髎:阳跷脉、足少阳胆经交会穴,而阳跷脉又与三阳经脉均有交会,因此阳经气血均在此处囤积,同时该处肌肉丰厚,分布有阔筋膜张肌、股外侧肌,针之有利于缓解大腿外侧肌群的肌张力。④膝阳关:足少阳胆经穴。《针灸甲乙经》云:"膝外廉痛,不可屈伸……阳关主之。"本穴位于髂胫束后缘,针之以缓解阔筋膜张肌肌张力增高。

操作方法：根据患者情况选用规格为1.5寸或2寸岐黄针。①肩前：患者仰卧位，局部常规消毒，术者刺手持针，飞针快速刺入皮下，针尖稍向外，以输刺法直刺0.8~1.2寸抵肱骨，得气后轻摇针柄，稍退出针，沿人体纵轴上下30°行合谷刺，均抵肱骨，最后迅速出针并使用消毒干棉球按压针孔30秒，以避免出血。②尺泽：患者仰卧位，肘关节微屈休息位，局部常规消毒，术者刺手持针，飞针快速刺入皮下，以关刺法直刺0.8~1寸，得气后轻摇针柄，稍退出针，沿人体纵轴上下30°行合谷刺最后迅速出针并使用消毒干棉球按压针孔30秒，以避免出血。③居髎：患者侧卧位，微屈髋屈膝，局部常规消毒，术者刺手持针，飞针快速刺入皮下，以输刺法直刺1~1.5寸，抵盆骨，得气后轻摇针柄，稍退出针，沿人体纵轴上下30°行合谷刺，得气后出针，以无菌干棉球按压针孔片刻。④膝阳关：患者侧卧位，微屈髋屈膝，局部常规消毒，术者刺手持针，飞针快速刺入皮下，以输刺法直刺1~1.2寸，抵股骨，得气后轻摇针柄，稍退出针，沿人体纵轴上下30°行合谷刺，均抵股骨，最后迅速出针并使用消毒干棉球按压针孔30秒，以避免出血。

治疗疗程：每次根据患者实际情况选择1~2穴，一般不超过3个穴位，每周2次，2周共计4次为1个疗程。

注意事项:进针操作过程中,应时刻注意针柄端有无出血,如有出血应当及时调整针刺方向,或者即刻出针并用消毒干棉球按压针孔约 3 分钟。输刺及合谷刺操作,押手定位要求精准,合谷刺需配合押手定位,注意掌握合谷刺的角度和方向,切忌针刺角度过大或针刺过深。同时避免过度刺激,加重痉挛。该病症建议早期治疗,可取得良好的效果,发病半年以上者,疗效不佳。

五、病案分享

刘某,男,53 岁,因"右侧肢体乏力 1 年半"入院。2017 年 9 月因右上肺恶性肿瘤手术过程中大出血,左侧大脑半球大面积缺血性脑梗死,致右侧肢体偏瘫。2017 年 10 月至今,在我科行康复训练及针灸治疗,下肢功能逐渐改善,可持拐缓慢步行。2018 年 2 月 19 日,康复治疗师在康复训练过程中,发现患者右上肢屈肘肌、伸肘肌、屈腕肌的肌张力不同程度增高,改良 Ashworth 评分 1$^+$ 级。舌脉:舌淡红,苔薄,脉细。

中医诊断:中风恢复期、痉证。

西医诊断:脑梗死恢复期、肌张力增高。

治法:疏通经络,缓筋解痉。

穴位:尺泽、大陵、天井。

选穴依据:①尺泽:手太阴肺经合穴,主治手指拘挛,伸缩疼痛,手足挛急,屈伸艰难高。②大陵:既是手厥阴之筋结点,又是手三阴经筋交会,一穴可结手三阴之筋。针刺此穴可治"两手挛不收"。③天井:手少阳三焦经合穴,为三焦经天部之气的会合之处,与三焦经气的输布关系密切,具有调和气血阴阳、开闭散滞、舒筋利节的作用。

操作方法:具体操作方法同上。

疗程:岐黄针疗法常规1个疗程4次,每周2次。第1次治疗后,屈肘肌的肌张力明显好转,改良 Ashworth 评分0级;屈腕肌的肌张力好转,改良 Ashworth 评分1级。第2次治疗后,伸肘肌的肌张力好转,改良 Ashworth 评分1级,被动活动时在末端有轻微卡顿感。2018年2月23日复查,改良 Ashworth 评分1级,被动活动无明显卡顿感。

调养防护:调整生活作息,避免过度劳累,治疗好转后仍应积极康复训练。

参 考 文 献

1. 郭彪,周德生.从经筋理论探讨痉病的临床特点[J].河南中医,2017,37(9):1583-1585.

2. Hallett M. The neurophsiology of dystonial[J]. Arch Neurol,1998,55(5):601-603.

3. Simon O,Yelnik AP. Managing spasticity with drugs[J]. Eur J Phys Rehabil Med,2010,46(3):401-410.

4. 陈党红,黄培新,蔡业峰.脑卒中后肌张力增高临床研究现状［J］.中国中医急症,2005,14(4):362.

（偶鹰飞）

第二十节　瘢痕性功能障碍

一、定义

瘢痕性功能障碍多见于骨科术后,如颈椎、胸椎、腰椎术后,髋关节、膝关节、踝关节术后等。术后因瘢痕挛缩、肌腱粘连、肿胀、关节僵硬、肌肉萎缩、组织缺损、伤口长期不愈合等造成运动和感觉功能障碍。

该病归属于中医"痹证""筋痹"等范畴。《素问·痿论》中提到"宗筋主束骨而利机关也",故可认为经筋具有约束骨骼、屈伸关节及维持人体正常运动功能的作用。因此,术后运动及感觉功能障碍的患者,治疗原则上需要考虑从筋而治。

二、临床表现

瘢痕性功能障碍主要表现为手术后瘢痕附近关节屈伸不利,活动受限,有些患者伴有局部疼痛,或者感觉障碍,揉按或热敷后可缓解,疼痛游走不定,甚则伴有患侧关节剧痛、肿大、强硬、变形等。发病常与劳累以及气候寒冷、潮湿相关。

三、常规治疗

（一）西医治疗

1. 物理疗法　物理疗法作为历史悠久的治疗手段,如中频电疗、超声波等,有减轻炎症、松解粘连、促进愈合等作用。此外,个性化的术后功能锻炼,如肩关节术后的牵伸练习、ROM 训练、增强肌力练习,膝关节术后的股四头肌静止收缩练习等,髌骨骨折术后的膝关节屈伸运动及患肢的负重练习等,均有助于加快肌纤维的修复、防止肌肉失用性萎缩,改善关节活动范围。

尽管这些治疗均可收到成效,但恢复过程较长、痛苦较大,部分患者依从性较差。

2. 药物治疗

（1）非甾体抗炎药:如塞来昔布、吲哚美辛、萘普生、双氯芬酸等,可用于轻至中度的疼痛,作为大多数疼痛治疗的一线用药,但存在胃肠道、心血管以肾脏等的不良反应。

（2）阿片类镇痛药物:如盐酸曲马多缓释片等,可通过阻断异常神经兴奋的传递减轻疼痛,但这种治疗作用往往较为短暂。

（3）离子通道调节剂:如加巴喷丁和普瑞巴林,抑制神经异常放电。

（4）糖皮质激素:常用的药物如复方倍他米松等,具有较强的抗炎作用。

（二）中医治疗

中医治疗术后功能障碍,多以活血化瘀、舒筋通络为治则,常用中药方剂有桃红四物汤等,可内服、外洗、熏蒸等。还有推拿治疗,针灸治疗如毫针针刺、穴位注射、头针与体针结合、小针刀、灸法、耳针等多种方法。

四、岐黄针治疗

治则:疏通筋络。

治法:舒筋活络,通痹止痛。

主穴:颈椎:C_2夹脊、C_4夹脊、C_6夹脊。

胸椎:厥阴俞。

腰椎:气海俞。

髋关节:居髎、髀关。

膝关节:膝阳关、曲泉、委中。

踝关节:丘墟。

其他术后功能障碍,根据经筋走行,以局部取穴为主。

配穴:颈椎伴头晕可加天牖。胸椎如疼痛等不适范围较大,可加脾俞。腰椎范围局限在下腰部可加次髎,合并下肢外侧反射痛或麻木可加飞扬、后侧麻木及疼痛可加承山。髋关节合并臀部疼痛可加臀痛穴。膝关节合并大腿外侧牵扯痛可加居髎,膝关节前部髌骨处疼痛可加用犊鼻。踝关节合并外踝与跟腱间疼痛可加用昆仑,内踝与跟腱间疼痛可加用太溪。

方义:所选穴位均在各关节局部及周围,体现中医的近治作用,可以疏调关节局部筋络气血。①颈椎:颈椎主要累及的经脉以依附于督脉与足太阳膀胱经的颈夹脊、足太阳膀胱经、足少阳胆经、手太阳小肠经、督脉为主。如《素问·缪刺论》云:"邪客于足太阳之络,令人拘挛背急,引胁而痛,刺之从项始数脊椎侠脊,疾按之应手如痛,刺之傍三痏,立已。"常用穴位中使用总频率第一的腧穴为颈夹脊穴,其次配合选择天牖。依据"经脉所过,主治所及",颈部夹脊穴能疏通局部经络、调畅气血。②胸椎:胸椎主要循行的经脉以督脉及足太阳膀胱经为主。常用穴位厥阴俞、脾俞。③腰椎:腰椎主要循行的经脉以督脉及足太阳膀胱经为主。如《灵枢·经脉》云:"膀胱足太阳之脉……挟脊抵腰中,入循膂,络肾属膀胱。"《针灸甲乙经·妇人杂病》云:"腰痛不可俯仰,次髎主之。"常用穴位如背俞及次髎。④髋关节:髋关节主要循行的经脉以足三阳经为主。如《灵枢·根结》云:"少阳为枢……枢折即骨繇而不安于地,故骨繇者取之少阳……"常用穴位居髎、髀关及臀痛穴。⑤膝关节:足三阴三阳经筋均循行于膝关节部位。如《灵枢·经筋》云:"足少阳之筋,起于小指次指,上结外踝,上循胫外廉,结于膝外廉……其病小指次指支转筋,引膝外转筋,膝不可屈伸……""足太阳之筋,起于足小指,上结于踝,邪上结于膝……上腘中内廉,与腘中并,上结于臀……其病小指支跟肿痛,腘挛……"取用的腧穴,多以膝关节的局部穴位为主,常用膝阳关、曲泉、委中及犊鼻。⑥踝关节:足三阴三阳均循行踝关节部位,常用局部穴位,如丘墟、昆仑及商丘。丘墟为足少阳胆经的原穴。《针灸甲乙经》记载丘墟可治疗"足腕不收",而《备急千金要方》载其治疗"跗筋足挛"。

操作方法:取适当体位,穴位常规消毒,根据患者不同体质采用规格 1.5 寸或 2 寸岐黄针。① C_2、C_4、C_6 夹脊穴:岐黄针飞针法快速直刺入皮下,然后直刺 0.8~1 寸,局部有酸胀感、得气后,轻轻摆动针尾并缓慢退针,针身退出约 1/3 时沿身体纵轴行合谷刺,最后迅速出针并使用消毒干棉球按压针孔 30秒,以避免出血。②厥阴俞、脾俞、气海俞:岐黄针飞针法快速直刺入皮下,直刺约 0.8~1 寸,然后沿着身体纵轴行合谷刺。③居髎、髀关:岐黄针飞针法快速直刺入皮下,然后行输刺达到骨面,再沿着身体纵轴方向行合谷刺。④膝阳关:岐黄针飞针法快速直刺入皮下,然后行输刺法,进针 1~1.5 寸,局部有酸胀感、得气后,轻轻摆动针尾并缓慢退针,针身退出约1/3 时沿股骨纵轴上下各开 30° 行合谷刺 1~1.5 寸,最后迅速出针并使用消毒干棉球按压针孔 30 秒,以避免出血。⑤曲泉:岐黄针操作同膝阳关。⑥委中:岐黄针操作方法基本同膝阳关,但合谷刺时针尖沿横轴向股骨内外侧髁方向针刺。⑦丘墟:岐黄针飞针法快速刺入皮下,先直刺约 1~1.2 寸,患者感酸胀感明显时,然后轻轻摆动针尾并缓慢退针,针身退出约 1/3 时,跟骨和距骨方向做合谷刺,针下有酸麻胀感后,迅速出针并使用消毒干棉球按压针孔 30 秒,以避免出血。

治疗疗程:每次根据患者实际情况选择 1~2 穴,一般不超过 3 个穴位,每周 2 次,2 周共计 4 次为 1 个疗程。

注意事项:进针操作过程中,应时刻注意针柄端有无出血,如有出血应当及时调整针刺方向,或者即刻出针,按压针孔 3 分钟。操作时输刺及合谷刺手法宜轻、快,押手定位要求精准,合谷刺需配合押手定位,注意掌握合谷刺的角度和方向,切忌针刺角度过大或针刺过深。

五、病案分享

李某,女,68 岁,双膝关节置换术后疼痛伴活动受限 2 个月余。2 个月前曾在广州某三甲医院骨科行双膝关节置换术,术后双膝关节内外侧疼痛,屈伸受限,行走及上下楼梯困难,呈跛行步态,双膝关节后侧牵拉紧绷感不适,予内服中药、西药,外敷膏药及传统针刺对症治疗,症状缓解不明显。查体:双膝关节轻度肿胀,肤温、肤色均正常,双膝关节内外侧压痛(+),浮髌试验、抽屉试验(−),体表可见约 15cm×0.5cm 手术瘢痕。舌暗红,苔薄白,脉沉细弱。

中医诊断:痹证,气虚血瘀证。

西医诊断:双膝关节置换术后。

治法:舒筋活络,通痹止痛。

穴位:膝阳关、曲泉、委中。合并大腿外侧牵扯痛可加居髎,膝关节前部髌骨处疼痛可加用犊鼻。

选穴依据:膝阳关恰好位于膝外廉,故经筋失养或跌仆劳伤而致膝关节痛、活动受限,可选用膝阳关以疏通足少阳之经筋。委中正好位于腘中,不但足太阳经筋主支循行过腘中,分支也上行经过腘窝,可见委中的重要性,取其通调足太阳经筋之气血。曲泉为足厥阴肝经之合穴,且为足厥阴经筋循行之处,经络所过,主治所及,又为近治作用,可通行足厥阴经筋以治疗膝痛。

操作方法:具体操作方法同上。

疗程:岐黄针疗法常规1个疗程4次,每周2次。该患者治疗1次后,诉双膝关节负重感及疼痛较前明显缓解,膝关节后侧紧绷感立刻消失,可以做下蹲动作,自诉好转五成。经过3次治疗后,膝关节负重感减轻,行走轻松,双脚力度增加,酸软无力感、紧绷感消失,仅有右膝内侧稍许疼痛,手术瘢痕逐渐变淡。第2个疗程后,患者诉膝关节疼痛及活动受限明显改善,同时手术瘢痕颜色改善明显。1个月后随访,疗效维持良好。

调养防护:应嘱患者避免过分负重及跑跳久行,调节饮食,舒畅情志,劳逸适度。

参 考 文 献

1. 田野,田天.综合康复治疗骨折术后膝肘肩关节功能障碍[J].中国实用医药,2010,12(5):222-223.
2. 计忠伟,包倪荣,赵建宁.人工全膝关节置换术后疼痛原因分析[J].中国骨伤,2014,11(27):970-973.

（陈雨婷）

第二十一节　帕 金 森 病

一、定义

帕金森病（Parkinson disease,PD），又称震颤麻痹,是一种常见于中老年的神经系统变性疾病,临床上以静止性震颤、运动迟缓、肌强直和姿势平衡障碍为主要特征。本病由英国医师詹姆士·帕金森于1817年首先报道并系统描述。我国65岁以上人群总体患病率为1 700/10万,且患病率随年龄增加而升高,男性稍多于女性。

二、临床表现

帕金森病的运动症状常始于一侧上肢,逐渐累及同侧下肢,再波及对侧上肢及下肢,主要表现为静止性震颤、肌强直、运动迟缓、姿势障碍。非运动症状也是常见和重要的临床征象,而且有的可能先于运动症状而发生,临床表现为感觉障碍、自主神经功能障碍、精神障碍等。

三、常规治疗

帕金森病的治疗主要分为药物治疗及外科治疗两大类。

(一)药物治疗

药物主要有针对多巴胺代谢的药物、抗胆碱药物、兴奋性氨基酸抑制剂及神经元保护剂。

(二)手术治疗

神经核团毁损术、脑深部刺激术、神经组织和细胞移植术,以及基因治疗。

(三)中医治疗

主要包括辨证辨期使用中药饮片治疗,以及针灸、推拿。其中以针刺舞蹈震颤控制区为代表的头针,是针灸治疗帕金森病,改善症状的重要手段。

四、岐黄针治疗

岐黄针疗法对于帕金森病有较好的临床疗效,尤其对于肢体震颤、肢体僵硬及活动不灵活者,可以起到"立竿见影"的效果,同时对于帕金森病所伴随的便秘、睡眠障碍也有很好的疗效。如果能结合肢体功能锻炼及中药治疗,可以更好地控制病情,减少对西药的依赖程度。

治则:疏通筋络。

治法:疏通经络,缓筋解痉。

穴位:上肢:肩前、尺泽、手三里、大陵。

下肢:居髎、膝阳关、飞扬。

背部:脾俞、气海俞。

方义:岐黄针治疗帕金森病时,需要根据患者的症状有针对性地对相应经筋进行治疗。上肢部分,肩前为经外奇穴,处于手阳明、手太阴经筋在肩部的交汇处,因此针刺此穴能够疏理两经在上臂支配区域出现的"筋结";尺泽与手三里分别为手太阴、厥阴、阳明经筋与手阳明、少阳经筋之会,因此针刺此二穴能够广泛地解上肢之结,从而舒经通络,改善上肢活动度;大陵为手三阴经筋交会穴,又是手厥阴心包经的输穴和原穴,不仅能够治疗上肢阴经结聚较甚引起的挛缩,同时又可清心安神,改善帕金森病的非运动症状。下肢部分,主要以足少阳和足太阳经筋的病变为主,其中居髎为足少阳、阳跷脉之会,因此针刺此穴可令阳跷脉重司下肢运动;膝阳关为少阳经在下肢的机枢之位,可治足"不可屈伸";飞扬为膀胱经湿热痰浊之气上行之处,亦为其在下肢的重要筋结点,因此针刺此穴可清化湿浊,理筋祛瘀,从而使下肢筋肉得养,气血得通。

操作:针刺上述穴位时,使患者保持舒适体位,并能够充分暴露穴位。选取规格为 1.5 寸的岐黄针进行针刺,针刺手法仍然以合谷刺和输刺为主,尤其是帕金森病患者多为肝肾不足所致,输刺的成功与否与疗效十分相关。上述穴位皆沿身体纵轴行合谷刺,角度依患者的具体情况而定,不可过大或者过小,一般 15° 即可,退针长度约为 1/3 即可。最后迅速出针并使用消毒干棉球按压针孔 30 秒,以避免出血。

治疗疗程:每次根据患者实际情况选择 2~4 穴,一般不超过 4 个穴位,每周 2 次,2 周共计 4 次为 1 个疗程。

注意事项:针刺上述穴位时手法宜轻、宜快,切不可行过量刺激,一方面增加患者心理负担,另一方面使患者肌肉紧张,影响疗效。

五、病案分享

刘某,男,68 岁,患帕金森病 6 年,以肢体不自主震颤、肢体僵硬、行动缓慢为主要症状,曾在多家医院诊治,予美多巴(多巴丝肼片)治疗,初期服用125mg,每天 3 次,开始症状改善较为明显,尤其肢体震颤及活动障碍明显好转。近 2 年来,患者症状呈进行性加重,当地医院予美多巴改为 250mg,每天3 次,效果改善不明显,后加用泰舒达(吡贝地尔缓释片)50mg,每日 2 次,但病情仍逐渐加重。经病友介绍来诊,诉近 1 年来双下肢及右上肢僵硬、震颤,行走困难明显加重,仅能持杖辅助下平地短距离行走,生活不能自理,伴有言语欠清晰流利,饮水有呛咳,睡眠差,便秘。查:神清,言语含混欠流利,眼球向各个方向转动未见明显受限,伸舌居中,咽反射存在。四肢肌力正常,双下肢及右上肢齿轮样肌张力增高,尤其是右侧肢体更为明显,腱反射双侧对称。浅深感觉未查。病理反射未引出。舌淡苔白腻,脉弦。辅助检查:患者诉曾在外院行头颅磁共振(MR)检查,未见异常(注:头颅 MR 片及结果均未见)。既往病史:既往体健,无烟酒等特殊嗜好。家族史无特殊。

中医诊断:颤证,风痰上扰证。

西医诊断:帕金森病。

治法:疏通经络,缓筋解痉。

取穴:上肢:肩前、尺泽、手三里、大陵。

　　　　下肢:居髎、膝阳关、飞扬。

　　　　背部:脾俞、气海俞。

选穴依据:患者得帕金森病多年,行走及左上肢的活动能力较差,结合患者具体情况辨经筋,下肢以少阳经所循行部位病变情况较重,取居髎、膝阳关、飞扬以疏通经络、缓筋解痉;右上肢则出现阴经和阳经的共同病变,取肩前、尺泽、手三里、大陵以疏通经络、缓筋解痉;且因脾主四肢肌肉,又患者年老体衰,加用脾俞、气海俞以补气健脾、通调经筋。

操作方法:患者俯卧位,取 1.5 寸岐黄针,局部常规消毒,快速进针后,针刺深度约 0.8~1.2 寸,得气后行关刺及合谷刺,最后迅速出针并使用消毒干棉球按压针孔 30 秒,以避免出血。嘱患者起床后活动肢体。

疗程:每次根据患者实际情况选择 2~4 穴,一般不超过 4 个穴位,每周 2 次,2 周共计 4 次为 1 个疗程。症状逐渐改善后可 1 周至 1 个月进行巩固治疗。

调养防护:嘱患者不要随意停药、改变原有服药剂量,日常生活可以适当平衡锻炼,如原地摆手踏步、打太极拳等,以增强肢体协调能力。清淡饮食,避免情绪过于激动。

参 考 文 献

贾建平,陈生弟. 神经病学[M]. 北京:人民卫生出版社,2014:278-280.

（吴融　黄晓华）

第二十二节　颞下颌关节紊乱综合征

一、定义

颞下颌关节紊乱综合征是口腔颌面部常见的疾病之一,多因外力撞击、突咬硬物、张口过大(如打呵欠）等急性创伤或由经常咀嚼硬食、夜间磨牙以及单侧咀嚼习惯引起的颞下颌关节功能障碍,常伴有疼痛。本病属于中医学"颌痛""颊痛""口噤不开"等范畴,多为单侧患病,亦可双侧同病,常见于20~40岁的青壮年。

二、临床表现

颞下颌关节紊乱综合征有如下临床表现:患者关节局部疼痛,运动异常,如开口度异常、开口型异常、开闭口运动出现关节交锁等,偶有肿胀,局部有压痛。张闭口或咀嚼运动时出现咀嚼肌区域疼痛,开口运动时可闻及关节弹响声。部分患者可能伴有头痛、耳鸣、听力下降等症。

三、常规治疗

（一）药物治疗

常用药物包括非甾体抗炎药、止痛剂、肌松剂。亦可局部封闭治疗。

（二）物理治疗

关节区局部微波治疗、干扰电治疗、激光治疗（下关、颊车、合谷、风池）等;放松颞肌、咬肌、翼内肌、翼外肌,调整肌肉协同运动模式及本体感觉。此外,手法矫正咬合关系、颞下颌关节运动训练等都有助于关节功能康复。

（三）针灸治疗

目前较常应用的针灸治疗手段有针刺、电针、温针灸、穴位注射、穴位贴敷等，尤其是针刺对本病具有良好效果。

四、岐黄针治疗

治则：疏通筋络。

治法：通络止痛。

取穴：听宫、下关（均为患侧）。

配穴：伴有耳后酸痛不适可以加翳风。

方义：听宫为手少阳、足少阳和手太阳三经之会，手少阳、足少阳、手太阳经为循行于颞下颌关节（颌骨髁突）附近的主要经脉，故临证局部选穴时常以此穴为主，可疏通手少阳、足少阳、手太阳经经气，达到祛散寒邪、开噤止痛之功；同时使经脉通畅，气血输布颞下颌关节，则颞下颌关节枢机得利，故颞下颌关节周围疼痛及颞下颌关节运动功能障碍自然消除。下关属足阳明胃经穴位，且为足阳明和足少阳之会。"下"在古文中除有位置或部位低下的意思外，还专指下巴；"关"，则有门户之意，引申为关卡。故而下关乃下颌开合之机关也，而针刺下关，机关得利，则开合自如。

操作方法：患者坐位或侧卧位，听宫局部安尔碘消毒，采用规格为 1.5 寸岐黄针，快速刺入皮下，行输刺手法后，轻轻摆动针尾并缓慢退针，退到 1/3 时沿身体纵轴行合谷刺,待局部酸感明显,最后迅速出针并使用消毒干棉球按压针孔 30 秒,以避免出血。下关的操作同听宫。

治疗疗程:每次根据患者实际情况选择 1~2 穴,每周 1 次,2 周共计 2 次为 1 个疗程。

注意事项:进针操作过程中,应时刻注意针柄端有无出血,如有出血应当及时调整针刺方向,或者即刻出针并用消毒干棉球按压针孔约 3 分钟。操作时输刺及合谷刺手法宜轻、快,押手定位要求精准,合谷刺需配合押手定位,注意掌握合谷刺的角度和方向,切忌针刺角度过大或针刺过深。

五、病案分享

张某,女,44 岁,因"左颞下颌关节疼痛半年余"由门诊拟"颞下颌关节-疼痛-功能紊乱综合征"于 2018 年 3 月 27 日入院。患者 2017 年 10 月无明显诱因出现左颞下颌关节张口响动,予针灸治疗后症状好转。后自行至外院行穴位封闭治疗(具体不详),当时症状缓解,几日后出现左颞下颌关节疼痛,张口受限。入院症见:患者神清,精神可,张口受限,左颞下颌关节偶有疼痛,咀嚼时疼痛明显,偶有头痛,无头晕,无恶寒发热,无胸闷心悸,无腹痛腹泻,左下肢非凹陷性水肿,肤温升高,纳可,眠差,二便调。辅助检查:2018 年 3 月 28 日颈椎 X 线片(DR)示颈椎轻度退行性变,左侧颞下颌关节未见脱位及骨破坏。2018 年 4 月 13 日面颌 CT 考虑双侧颞下颌关节退变,左侧关节功能紊乱未排除,需结合临床,必要时做 MRI 检查。

中医诊断:痹证,风痰阻络证。

西医诊断:颞下颌关节紊乱综合征。

治法:疏经通络止痛。

穴位:听宫、下关。

选穴依据:听宫为手少阳、足少阳和手太阳三经之会,起到祛散寒邪、开噤止痛之功,同时使经脉通畅,气血输布颞下颌关节,则颞下颌关节枢机得利,故颞下颌关节周围疼痛及颞下颌关节运动功能障碍自然缓解。下关属足阳明胃经穴,且为足阳明和足少阳之会,加之下关乃下颌开合之机关也,故针刺下关,机关得利,则开合自如。

操作方法:具体操作方法同上。操作结束后,嘱患者稍活动颞下颌关节数次,患者诉张口角度变大,疼痛明显减轻,取得满意疗效。

疗程:岐黄针疗法常规 1 个疗程 4 次,每周 2 次。患者治疗 2 次后,颞下颌关节活动明显改善,张口未见明显受限,疼痛基本消失。嘱 4 周内避免进食硬物,1 个月后复诊。治疗结束 1 个月后随访,疗效维持良好。

调养防护:纠正不良习惯(如单侧咀嚼),并防止张口过大等。正常的双侧交替咀嚼可以起到防护作用。放松咀嚼咬合肌群,避免咬牙磨牙。

参 考 文 献

1. 白晓峰. 口腔颌面外科学 (11) 颞下颌关节疾病 [J]. 中国实用口腔科杂志, 2010, 3 (10): 639-640.

2. 贾云飞, 刘庆敏. 综合疗法治疗颞下颌关节紊乱病 85 例 [J]. 临床医学, 2011, 31 (12): 84-85.

3. 胡壮, 戴明. 颞下颌关节紊乱病的中医治疗 [J]. 口腔材料器械杂志, 2008, 17 (4): 206-208.

（贺君）

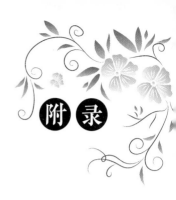

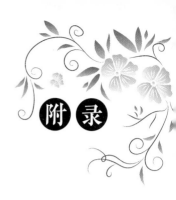

附 录

致针友（一）——关于岐黄针的思考

从事岐黄针临床，今年进入了第6个年头，身边积累了很多喜欢和热爱这种针具的同行们，我且称之为"针友"。大家来自全球不同地域，每天将临床中碰到的病例分享出来，交流学习。有些来的时间早，有两三年，有些则刚刚接触。开始时大家有个共同特征，就是惊诧于岐黄针的神奇功效——**一针见效，针去痛止**。奇怪吗？确实奇怪！因为大家从临床见习和实习时起，就习惯了一种场景，即患者躺在床上，从头到脚针很多支针，并加电、留针等等，但很多情况下起床后依旧都是"涛声依旧"。正是这种惯性的思维，大家认为针灸就是这样子。其实，这种情况我觉得并不奇怪，原因是大家经过正规的中医院校教育，再加上多年的临床实践，本来都已经具备了这种能力，如果有更好的工具，当然可以达到这么好的疗效。下面将我个人在岐黄针发展过程中的一些思路，或者说历程分享给大家，希望能对大家更好地使用岐黄针有所帮助。

1. **有关针刺疗效的思考**　影响针刺疗效的因

素有哪些?很多人会说是穴位,这个我不否认。我认为影响针刺疗效的核心要素有 3 个(附图 1),顺序方面是这样的。①施术者(医师):即这个患者是由哪个医师来治疗操作的。医师水平的高低,对疾病的预后有着至关重要的作用。②方法:即是选的什么穴位,针刺的角度方向和深度如何,以及刺法,亦极其重要。③工具:即医师是用的什么针具来治疗操作的。

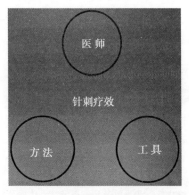

附图 1　影响针刺疗效的核心要素

我想大部分人比较认可的是前两个因素,而会忽视了最后一个因素——工具。针具的发展,从新石器时代的砭石,中间经历了骨针、陶针、竹针,再到金属器具出现后,开始有了青铜针具、铁针、金针、银针,再到我们现在广泛使用的不锈钢针。因为金属的延展性好,人们在长期的临床实践中开拓性地创造出了"九针",分别用于治疗多种不同的病证。《灵枢·官针》记载："九针之宜,各有所为;长短大小,各有所施。"随着材料的发展和工艺水平的提高,针具变得越来越细,外形方面也以毫针作为主要的针具承载体。这个可能是针刺疗效降低的一个重要因素。那么粗跟细为什么会对疗效有影响? 外形怎样设计才能尽可能有更好的疗效? 岐黄针在这两方面做了有益的探索,验之临床2万多痛症病例,成效显著。

2. 有关穴位的思考 《素问·痿论》所云"宗筋主束骨而利机关也",就是说经筋的功能是约束骨骼、利于关节的屈伸活动,而维持着人体的正常运动功能。由此可见,临床常见的肢体疼痛、关节的屈伸不能、活动受限等疾病,如颈肩、腰腿部的疾患,也与经筋有着非常密切的关系。

十二经筋是十二经脉之气结聚于筋肉关节的体系,是十二经脉的外周连属部分。

十二经筋的分布与十二经脉的体表通路基本一致,其循行走向均从四肢末端走向头身,行于体表,不入内脏,结聚于关节、骨骼部。

足三阳经筋起于足趾,循股外上行结于烦(面部);足三阴经筋起于足趾,循股内上行结于阴器(腹部);手三阳经筋起于手指,循臑外上行结于角(头部);手三阴经筋起于手指,循臑内上行结于贲(胸部)。

经筋在循行途中还在踝、腘、膝、股、髀、腕、肘、臂、腋、肩、颈等关节或骨骼处结聚,特别是足厥阴经筋,除结于阴器,还能总络诸筋。从经筋的结聚部位来看,就是我们临床见到的颈肩、腰腿部。明白这一点,就可以用来指导岐黄针的临床选穴。①先辨筋:根据病痛出现的症状的部位,先辨筋属阳属阴,位于何经的循行线路上;②再选穴:依据腧穴主治作用的共同点——近治作用,选择病痛局部关节附近经筋结聚点附近的穴位进行针刺;③刺法的选择:要参照所选穴位与疾病的性质和属性来确定何种刺法作为主体。如以筋痹为主,应以关刺法为主;以骨痹为主,应以输刺法为主。

关于选何穴,是疗效能否保证的非常重要的因素,它与施术者基础知识的扎实程度和大量临床经验的积累密切相关。因为在关节的结聚点附近往往有很多穴位,如何选择才能保证有更好的疗效?举两个穴位的例子,方便大家理解。

例1:如在针对坐骨神经痛累及小腿后侧时,或者中风后足内翻的患者,经过反复大量的临床比对,我个人觉得飞扬效果最佳,仅用岐黄针刺此一穴即可达到针去病止的效果。飞扬为足太阳膀胱经的第58个穴位,位于小腿部承山外下方1寸。很多人问为什么不用承山,那里明显会有压痛。从字面意思上看,"飞扬"给人的感觉是"轻盈"和"飘逸"的感觉,针之可以使人体态轻盈,健步如飞。《医宗金鉴》说:"飞扬,主步履艰难。"

例2：在治疗耳鸣耳聋和眩晕的患者时，常选择天牖，一针见效。经常会有人问为何选天牖，而非其他穴？天牖这个穴并不是随意而为之，我想过很久，并在临床也验证了很久。

"牖"乃窗户之意。天牖这个穴位在颈部，其位置较高，为天，与口鼻耳等窍相比，像房屋的窗户，能开通耳目头窍壅塞之气，最善于清头明目、利窍止眩。《黄帝内经》记载："暴聋气蒙，耳目不明，取天牖。"

此外，临证治病并非针刺的穴越多效果越好。针灸大师周楣声认为："穴不在多，贵在中的。乱矢加身，有害无益。"大家都有类似的经历，一些患者针后会告诉医师，感觉好累，非常辛苦。多针无益，除会损伤人体正气外，另一方面也不利于总结经验、发现问题，即到底针刺的这些穴位，是哪个穴位起了主要作用！

3. 如何突破瓶颈 针灸医师有个共同的平台期，就是到一定时候很难再提升突破自我。岐黄针也一样，同样面临着类似的问题。"入门容易，得道难。"开始接触岐黄针的人，大多会有突然进入一片新的天地，整个世界都豁然开朗的感觉。因为好奇和兴奋，希望能极尽所能地治疗一切疑难病症。这个时候往往呈现一种散漫、粗放的激情治疗过程，希望能有现成的取穴方案来加之验证，成则欣喜败则灰心。其实我个人并不赞同这种方式，因为这个时期是非常重要的一个积累期,如果能够依据选穴的 3 个条件,因人因病而宜,每次穴不宜多,针后视疗效再确定后续方案。这样便于积累,形成自己的风格,就不会在混乱中迷失,才能有效地实现入门、提高、升华的过程。个人建议最好能有个病例记录随访本,将每次患者来诊时主要症状的变化,以及所选用的穴位加以记录,这样就便于总结归纳。

"工欲善其事,必先利其器。"有了好的工具,再依据大家扎实的中医理论基础和丰富的临床实践经验,根据病情选择出最佳的穴位,即可以尽可能实现"一针中的",单穴治病的最高境界。让我们一起努力!

(陈振虎)

致针友(二)——再谈针具的重要性

经常有针友会问我,按照我的说法,岂不是越粗的针具疗效越好? 按岐黄针的设计,用针头也可以替代吗? 因此,我想再与针友谈一下针具的重要性,即针具起作用的关键。

针刺治病的过程,就是医者用一定的针具刺入患者特定的穴位中,通过一定的手法,包括针刺的角度、方向、深度和行针手法等,刺激穴位以达到防病治病的效果。这个过程中存在一个重要的问题,就是医者如何"通过一定的手法",才能利用针具将刺激"有效"地传递到穴位中,达到治疗作用,即将这种针刺的信号或者称之为能量的刺激有效地传递给患者。

我们都知道,毫针刺入人体穴位后,除了基本的提插和捻转外,为了使患者得气,或进一步调整针感的强弱,以及使针感向一定方向传导,会采用一些辅助的行针手法,如弹柄法、摇柄法、刮柄法及震颤法等等,来推动气血运行,激发经气,使气至病所。曾经有医师进行相关的试验,用 32 号 1.5 寸毫针刺入穴位 1 寸左右,然后弹拨针柄,患者针刺部位几无针感增强的感受;而用 26 号 1.5 寸的针刺入穴位 1 寸左右,弹拨针柄时会稍有针感的传导效应。如果改用较粗的员利针则感应会明显增强。可见粗大的针具会较好地保留刺激信息或者能量,使之有效传递。那么粗大的针具为何可以有效传递"信息刺激"或者说"能量刺激"呢?这需要从针具的发展史中找到答案。

针具的发展经历了砭石、骨针、竹针、陶针、青铜针、铁针、不锈钢针等多个历史发展阶段。随着材料的发展和制作工艺水平的提高,针具从粗逐渐变细,优点也是非常明显的,如容易进针、刺激减小、疼痛减轻和患者易接受。与此同时,针具的强度、韧度和弹性等也发生了明显的改变,韧度和弹性更好,在进行多种针刺手法或行针手法的操作时,不易折断,因此古代一些标明慎刺或禁刺的穴位现在也可以进行针刺。如神阙,"禁不可刺,刺之令人恶疡遗矢者,死不治"(《针灸甲乙经》),在古代只灸不针,现在临床多有以脐部针灸治疗疾病的案例,且取得较好的疗效。

那么弹性和韧度的增加伴随的就是针具硬度的减少。所谓"硬度",就是指针具的抗变形能力,它可以最大限度保证通过摇动或者摆动针柄产生的刺激信息或能量,顺利地传到刺入人体穴位内的针体和针尖,使之随之摆动,从而实现推动气血运行,使气至病所。可以想象,如果针具的硬度减退后,这种有效的刺激信息或者能量多数情况下,都通过手法操作过程中针体的变形而丢失掉了。曾有人在 X 线透视下做过观察,用普通毫针行白虎摇头和青龙摆尾手法时,均未见有针头摆动及朝向改变情况。由此可见,手法的操作施行与针具的强度有着非常重要的关系。这两种针法都是在穴位组织的一定深度进行手法操作,摇动针尾,通过对穴位深部组织的牵拉而达到行气运气的目的,且硬度越大,接近针尖的部位移动的范围也会越大。这种穴位深部组织的大范围移动牵拉,可以有效缓解紧张痉挛,缓解疼痛,解除压迫,促使血管扩张,加快气血运行,即所谓行气活血、通经活络的作用,较之多向透刺法或者手法更易直接作用于病变部位。

岐黄针就是借助于现代材料和工艺水平,将针体设计成既能保持有较高的硬度(与目前传统针具比较),同时又能保持较细的针身,使之操作起来更轻松、更安全,无痛或者微痛,患者接受度高,尤其是其针对痛症的高显效率是其他针灸针无法替代的。

　　经常有针友问,岐黄针的空心设计有何特殊之处,为何我用其他空心针具如针头等,就很难达到岐黄针的效果。这个其实并不难理解,可以从 3 个方面来回复。

　　1. 岐黄针的空心设计　空心设计与硬度及安全性有很大的关系。在一定直径的情况下,空心的设计可以更好地保持针具的硬度,且岐黄针的针体结构与传统空心针具有所不同,其硬度更强,可更好地保持刺激信息的传导。同时空心的设计较之传统的实心针具,在针刺到血管时,可以通过针柄的回血避免在操作时反复损伤血管引起血肿。

　　2. 结合九针设计　取法于员利针、员针的针尖设计,并结合大针、长针、锋针及毫针的结构,针尖呈卵圆形,针身稍粗,与传统尖锐针尖的显著区别在于,其刺痛感较轻,且对组织的损伤较小,针刺过程大多情况下基本可以达到微痛或者无痛,真正实现"治分肉间气滞,不伤肌肉"的效果,因此较其他针具有更好的效果。

　　3. 刺法方面的不同　岐黄针仅是一种普通的针刺工具,需要医师通过一定的针刺手法进行操作才能达到治疗作用。《灵枢·官针》说:"凡刺有五,以应五脏。"五脏之气外合于五体(皮、脉、肉、筋、骨),即通过刺激五体来治疗五脏疾患,合称五刺法。首先,岐黄针的硬度,可以在治疗一些深部病证时(如骨、肉、筋所对应的病证时),利用其硬度的优势,在穴位的中深部行手法操作,从而有效地使穴位中深层的组织受到一定的牵拉刺激,即保持有效的刺激信息或能量传递;其次,这种卵圆形的针尖设计,在施行手法操作时更顺滑,同时可以有效地感知突破每一层组织结构,使操作者做到心中有数,避免因针刺过深或盲刺时操作不熟练而引发的安全事故。

而针头等其他针具,从**硬度、安全性及刺法操作**方面,难以达到岐黄针的结构要求,因此其疗效也大打折扣。"工欲善其事,必先利其器。"好的工具——岐黄针,加上医者扎实的中医理论基础和丰富的临床实践经验,才能尽可能实现"一针中的",达到单穴治病的最高境界。

> 我感觉,接触老师的岐黄针之后,整个职业生涯都打开了一扇窗户

参考文献

章炳炜. 浅谈古今针具与针术之关系[J]. 中国针灸,1996
(7):35-36.

（陈振虎）

致针友（三）——关于穴位的思考

中医国际化,针灸打前锋!

《灵枢》云:"筋部无阴无阳,无左无右,候病所
在。"并言:"治在燔针劫刺,以知为数,以痛为输。"
即经筋的病变,是以发病的部位作为参考,无须明辨
阴证阳证,治疗也多以痛点作为取穴原则,以患者的
感知为度。因此很多人就问,岐黄针也是以经筋辨
证为基础,是否不用考虑穴位,就取痛点即可,即选
阿是穴即可治疗痹痛? 这要从穴位的起源来看。

对于穴位的起源,通常认为是古人在长期的生
产生活和医疗实践中逐渐发现并积累形成的。它的
发展大致经历了无定位、定名、定位及系统分类等阶
段。如身体发生不适时,按压或者刺激肢体的某一
部位后会出现舒适或疼痛的感觉,即言"阿是"时,
局部或者远离部位的病痛会得到缓解或消失,当再
出现类似这种病痛时,人们就有意识地刺激这些部

位来缓解或者治疗病痛,久而久之就总结形成了一系列治疗疾病的特定治疗点,即"以痛为输"点。这些治疗点有些位置相对固定、且治疗作用清晰的,就被记录下来,形成了腧穴的原始雏形和起源。随着对体表治疗点及其治疗作用的深入了解,逐步对这些"以痛为输"的治疗点作了固定和命名。后面又通过历代医学家的整理及分类,以及经络学说的形成,人们发现这些穴位并非孤立的、散在的治疗点,而是相互之间有特定联系的,如有些主治作用相似的往往规律地排列在一条线路上,古人将之归纳分类,分属不同经脉。

由此可见,穴位的形成早期也是"以痛为输",后期逐步定名、定位、归经的。从这一点来说,现在的362个经穴也多是从"以痛为输"的方式发展来的。

"阿是穴"的名称最早见于唐代孙思邈的《备急千金要方·针灸上·灸例》中,"有阿是之法,言人有病痛,即令捏其上,若里当其处,不问孔穴,即得便快成痛处,即云阿是,灸刺皆验,故曰阿是穴也"。这与《灵枢·经筋》中有关"以痛为输"的记载和描述是完全吻合的。因此,在临床上提到"筋病"取穴应"以痛为输"的原则,**其强调的重点应是腧穴的近治作用**。众所周知,近治作用是一切腧穴主治作用的基本规律,经筋病以痛为主,以局部病症为主,因此宜局部取穴,"以痛为输"。而这里很多情况下的痛点是相对固定的,是既往已归经的常用腧穴。这也应是广泛针灸实践的基本方法,从腧穴作用角度来说,即是基于腧穴的近治(局部)作用。因此,腧穴的治疗作用和意义,首先体现在腧穴普遍具有的近治作用方面。这种提法不是变相否认腧穴的存在,认为治疗筋病不需要腧穴,或腧穴无用;如果理解有误的话,易将穴位泛化,处处皆有可能是(阿是)穴,也即为无穴。这样做的临床效果,相信很多针友都有体会。

根据经筋理论指导岐黄针临床选穴的原则:①先辨筋:根据病痛出现的症状部位,先辨筋属阴属阳,位于何经的循行线路上,因此并非筋病无须明辨阴阳;②再选穴:根据腧穴主治作用的共同点——近治作用,选择病痛局部经筋结聚点附近的穴位进行针刺,这些穴位多是所说的痛点,即"阿是穴";③刺法的选择:要参照所选穴位与疾病的性质和属性来确定何种刺法作为主体。如以筋痹为主,应以关刺法为主;以骨痹为主,应以输刺法为主。

例如,在大腿部的疼痛,先要了解患者疼痛的部位在前、后、内、外侧的不同,以确定该症状归属的经筋。如患者表现为大腿前部的疼痛,根据经筋的循行路线,归属于足阳明经筋,再根据足阳明经筋在大腿部关节和骨骼部位结聚点附近的腧穴来进行选穴,如髋部疼痛,可选择髀关;如大腿外侧的疼痛,属于足少阳经筋,可根据疼痛的部位在足少阳经筋取位于髋部或膝部的经筋结聚点附近的穴位,如居髎、膝阳关;如疼痛部位位于大腿后侧,则归属于足太阳经筋,可取足太阳经筋在大腿部的结聚点附近的穴位,如承扶、殷门;如果属于内侧,则归属于三阴经的经筋,可选三阴经在大腿内侧结聚点附近的腧穴,如箕门、足五里、曲泉等。

穴位选择好后,再根据疾病的性质和属性来确定使用何种刺法,如属于关节退行性变的,可使用输刺法。《灵枢·官针》云:"输刺者,直入直出,深内之至骨,以取骨痹,此肾之应也。"输刺是直刺、深刺至骨的刺法,适用于肾与骨骼疾病、深部疾病。由于肾主骨,所以针深至骨的刺法可以与肾气相应以治骨痹,能使肾气得旺、肾精得长,临床对于治疗关节或骨骼的一些退行性病变效果非常好,如骨质增生引起的颈椎病、腰椎病或骨质疏松等退行性病变。

因此在穴位的选择上,并非无须阴阳,无须考究腧穴,仅取痛点即可。医者临证需先明辨经筋,明确病属哪条经筋、属阴属阳,然后再根据病变病位累及的经筋,选择局部经筋结聚点附近的穴位进行针刺,这些穴位多是所说的痛点,即已经被定名、定位和归经的"阿是穴"。并非无穴。

术法无定数,临证需精研,与针友共勉!

(陈振虎)